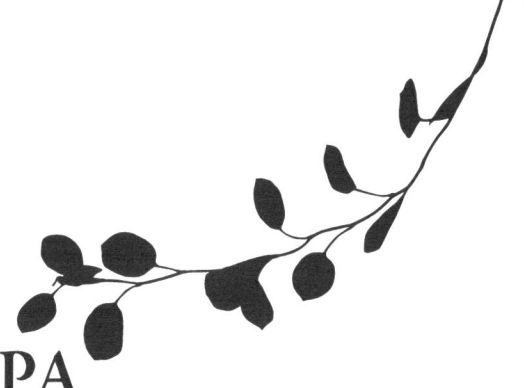

AGPA
集団精神療法
CLINICAL PRACTICE GUIDELINES FOR GROUP PSYCHOTHERAPY
実践ガイドライン

アメリカ集団精神療法学会
THE AMERICAN GROUP PSYCHOTHERAPY ASSOCIATION
［著］

日本集団精神療法学会
［監訳］

西村 馨・藤 信子
［訳］

創元社

CLINICAL PRACTICE GUIDELINES FOR GROUP PSYCHOTHERAPY
by
THE AMERICAN GROUP PSYCHOTHERAPY ASSOCIATION

Copyright © 2007 The American Group Psychotherapy Association
Japanese translation rights arranged with
The American Group Psychotherapy Association, New York
through Tuttle-Mori Agency, Inc., Tokyo

本書の日本語版翻訳権は、株式会社創元社がこれを保有する。
本書の一部あるいは全部についていかなる形においても出版社
の許可なくこれを使用・転載することを禁止する。

日本語版における序

日本集団精神療法学会理事長 相田信男

　私たちの日本集団精神療法学会が、その準備期間と見做せる6年間を経た後に発足したのは1983年のことでした。それから今日までの間に学会は、学会誌、ニュースレター以外に、2003年に『集団精神療法の基礎用語』を監修し刊行しました。そして今回出版される、アメリカ集団精神療法学会が編んだ『集団精神療法実践ガイドライン』の全日本語訳に触れる機会が得られたことを、会員諸氏また集団精神療法に興味や関心をおもちの方々など、本書の読者の皆さまと共に私も大いに喜びたいと思います。併せてこの事業にご尽力いただいた編集委員会他の皆さんに感謝申し上げます。

　「翻訳にあたって」で紹介されておりますように、集団精神療法をめぐる、経済的あるいは文化的状況の海を隔てての違いが一方にあります。しかし私は、こうした違いを認識した上で、本書が私たちのグループ実践の際に大切な1つのモデルを提供してくれていると確信していますし、本書が有効利用されることを願ってやみません。

　末筆になりましたが、本ガイドラインの日本語への翻訳に際して、これを快く承諾してくださったアメリカ集団精神療法学会に、こころからの感謝と尊敬の気持ちを申し上げたいと思います。どうもありがとうございました。

2013年初冬　序文を記す大役に遭遇できた幸運に感謝しつつ

本書を活用するにあたって

日本集団精神療法学会教育研修委員長　田辺　等

　本書は、アメリカ集団精神療法学会が作成した実践ガイドラインを、日本集団精神療法学会編集委員会の西村馨氏が中心となって、同じく編集担当の藤信子氏や地域や大学の研究会メンバーの協力のもとに、日本語に訳出したものである。

　本書は、概ね神経症水準の外来通院クライアントを対象とした集団精神療法の在り方についてまとめられたもので、小集団での心理療法・精神療法での留意すべき基本的事項がほぼ網羅されている。各項では、これまでの臨床研究や理論的検討の成果から根拠づけて説明がなされている。集団精神療法の臨床家にとっては、集団精神療法の核となる基本的事項が学べ、実践する上でのガイドブックとして大へん参考となる書である。

　本書の構成は、グループの立ち上げから終結までの全体が、10章に分けられて記載されている。第1章から第4章までは治療グループを立ち上げていく際に必要な事項を順次丁寧に述べており、日米の臨床実践の環境の差を勘案しても、グループの組織化や初期においてセラピストが果たすべき役割を考える上で役立つ内容である。5章からはグループ発達やグループプロセスなどが主題になり、集団力動的な視点からグループを検討する際の重要事項と、グループセラピストとしてグループに介入していく技法的な事項について述べられている。各章では集団精神療法の展開期での重要な要素について、ある部分では具体的な提言が、ある部分では理論的な検証が記載されていて、最終章では、治療の終結の問題が扱われている。各章の末尾には要約が書かれていて理解の助けになる。

　本書は米国のみならず日本の集団精神療法学会の会員にとっても非常に有益な臨床実践のガイドラインである。筆者は10年近く前に、本学会誌の要請で、集団精神療法を始めるときの基礎作業について覚え書き的な概論を書いた経験があるが、全体を網羅して述べることやエビデンスを挙げ

て論じることの難しさと、一口に集団精神療法といっても対象や理論的背景の差異があることをどう配慮するかで頭を痛めたことがある。その点、本書は、米国の集団精神療法学会が研究者、教育者、指導的立場の実践家の3種のタイプの指導的メンバーを集めて委員会を構成し、専門家の"集団の力"で編纂したものであるから、臨床的な課題を包括的に扱いながら、現時点の研究成果も十分反映している。記載内容から米国の集団精神療法に関する理論的検討の現状、議論の傾向と水準を垣間見ることもできる。

　一般に集団精神療法を学ぶことにおいては、理論学習、"患者"としてのグループ体験（トレーニンググループによる代用）、実際のグループセラピーを実施しながらスーパービジョンを受けることの3つが重要とされている。本書は理論学習のテキストとして使え、グループ体験での振り返りやセラピーグループのレビュー、あるいはスーパービジョンの際の参考書としても活用できるであろう。

　本書を使う上では、Yalomの教科書同様に、概ね神経症水準クライアントの外来での小集団精神療法を実施する際のガイドラインであることと、米国での実践と理論を主体に編纂されていることは念頭におく必要はあるが、グループの治療機序などの基礎的知識、グループ発達、グループプロセスなど集団力動的にグループを見ていくための理論的枠組み、セラピストの介入技法など、実践に有益な知識が随所に提供されているので、どのような治療グループの担当者でも参考になる内容と思う。本書はコンパクトではあるが、読んで考えながら応用していくタイプの実践ガイドであり、"誰にでもよくわかる"的なマニュアル化された安易な治療技法の教本ではないところがよい。またガイドラインの議論で引用された文献などから、さらに問題意識を掘り下げて検討したいという興味も湧くであろうから、研究面にも大いに役立つ資料でもある。

　本書の使い方として、臨床グループを始めたいという学会員、教育研修のキャンディディトのような立場の方には本書を個人で読むのみならず、グループで読むような方法もよいと思う。特に熟練者をチューターとして活用し、わかりにくい専門用語や表現や訳語についてはグループで時にディスカッションを入れながら読むほうが、言葉の壁を越えて内容を咀嚼しやすいであろう。研究会の輪読会など集団学習で活用できるのではないだ

ろうか。

　また現に治療グループを担当しているセラピストは、自らのグループの成り立ちから、現状までのプロセス、あるいはセラピストとしての介入を自ら振り返る際に本書を活用すると参考になるであろう。例えば、グループの立ち上げで言えば、恐らく、米国では、日本の私たちの臨床実践よりもはるかに綿密に、丁寧にグループが組織されていると感じるのではないだろうか。同じ環境下ではないので、グループを理想的にオーガナイズできることは難しいとしても、そのような組み立ての持つ意味や意義を知ることが重要である。我が国の地方都市では、臨床実践をしながら、それを事例として継続的にスーパービジョンを受けられる環境が十分ではない。グループセラピスト自身が本書を読みながらレビュー、プレビューに生かすことができるのではないか。本書の成り立ちから、入院病棟の大グループや統合失調症のメンバーを主にしたグループでの具体的ノウハウを直接得ようとすることは難しいかもしれないが、治療集団の力動を学ぶことや、具体的な技法やセラピストの振る舞いを学ぶことにおいては、大いに役立つものがあろう。

　本書では臨床のグループで今何が起きているか、その見方を深めていく作業の参考となる内容が書かれている。臨床実践教育としてのスーパービジョンでは、スーパーバイザーにも、スーパーバイジーにとっても、グループを事例として検討する際の視点や課題がたくさん提供されているので、参考書として大いに役立つであろう。また、このような企画が実現し本書が刊行されたことによって、教育の面でも本書を共通資料としうるので、教育研修担当としては大変ありがたいものである。ぜひとも今後の活用を考えていきたい。

　最後に、本書が我が国の集団精神療法のさらなる前進に寄与することを確信しつつ、集団精神療法の理論書の翻訳という難問にチャレンジすることを提案され、自ら訳出の中心となった西村馨氏のご尽力に心より感謝申し上げる。

2013年12月

翻訳にあたって

日本集団精神療法学会編集委員会 委員長 藤 信子
副委員長 西村 馨

　日本の集団精神療法の実践家、そしてこれから集団精神療法を学び実践しようとする人への、1つの指針となると考え、アメリカ集団精神療法学会科学-実践特別委員会が作成した集団精神療法の実践ガイドラインを日本語に翻訳した。

　このガイドラインは、「はじめに」に書かれているように、これまでの最善の研究と臨床的熟練を統合した「クライエントを基礎としたアプローチ」に基づくとされている。そして精神療法実践における共通要因の役割に焦点を当てたガイドラインであることは、読者にとっては、療法的なグループを作りたいと考えるときばかりでなく、現在そのようなグループを作り、運営している集団精神療法の実践家にとっても指針となるだろうと考える。

　日本集団精神療法学会編集委員会としては、日本版として訳出するにあたって、このガイドラインで示されている米国集団精神療法に関する環境について、日本との相違を簡単に確認したほうがよいだろうと考えた。主として以下の2点については、日本の集団精神療法学会の会員の臨床とは異なる点があるため、読みながら違和感を持たれる可能性があることと、文化的な状況に関しては、経験も知識も乏しいので捉えきれないが、臨床状況としての相違の大枠を確認することは、日本における私たちの状況を再確認することにもつながると考えるからである。

　まず、第1にこのガイドラインで述べられている集団精神療法は、外来のグループであり、学習、洞察、人格変化に焦点を置くものである。そのためメンバーの病態としては、神経症から高い水準の境界例を主として念頭に置いている。このことは、精神医療の領域を臨床の場とすることが多い日本集団精神療法学会の会員の日常の臨床とは、異なっていると思われることもあるかもしれない。しかし言語による精神療法は、神経症を対象

にすることから始まり対象を広げていったこと、そして集団精神療法の流れの1つが戦争神経症の療法として始まったことを思えば、神経症圏への療法をそのプロトタイプとして見ることは、療法としての共通要因を把握することにつながることだと考えられ、ここに書かれている各章を参照することが、実践家がグループを作り運営していくための体勢を作ることになると考える。ここではほとんど触れられていない精神病圏のメンバーのグループに関しては、「集団精神療法」28（1）（2012）に「統合失調症のグループの現在」という企画を特集したが、「集団精神療法」のこれまでを遡ると、多くの統合失調症（精神分裂病）のグループをはじめ、精神病圏のグループの論文が見られるので、参考にされたい。

　次に、医療機関の呼称や医療保険に関しては、私たち日本で臨床を行っている立場とは異なったシステムであることを押さえておくことで、混乱を少しは避けられるのではないかと考える。そこで、本書に出てくる日本ではその概念のない用語について、以下に簡単に記しておくことにする。

クリニック（clinic）：
　日本では「診療所」によく使用されているが、OALD（Oxford Advanced Learner's Dictionary, 7th ed.）によると、外来診療の場であるというだけでなく、複数の治療者が施設を共有している機関、という意味であると考えたほうがわかりやすいようである。

マネージド契約：
　アメリカ合衆国の医療保険の中で、民間医療保険の1つ。民間医療保険は、マネージド型保険と出来高払い保険の2種類がある。出来高払い保険は、患者が医師にかかるとき、民間保険から制限を受けることなく医療が受けられる。マネージドケア型保険は、患者が医療保険にかかるとき、民間保険会社からなんらかの制限を受ける保険であり、制限の種類によって3種類ある（河野2006）。

　なお、アメリカ合衆国の医療保険は、日本の国民皆保険制度と違い、先進諸国中唯一の公的な保険が占める割合が少ない国である（長谷川2010）。この医療保険制度は、健康保険制度に慣れている日本人にとって、考えにくいところがある。第9章において、「グループサイコセラピストが薬の

処方を行う場合」に関して、その効果を見るための留意点が述べられているが、ここまでの厳密な効果判定が必要なのは、保険と関連しているのではないかと考えられる。ただしアメリカ合衆国の保険と医療の問題に関しては、複雑でわかりにくく、今後の状況でも変化することも考えられるため、ここではこれ以上触れることはしない。

　以上のような状況の違いはあるものの、このガイドラインを日本語として翻訳することについては、他の国の文化・システムなどとの比較の中で自らの日常実践を振り返ることが、臨床の特徴を捉え直すときにより深化した観点を与えてくれることがある、と考える。当委員会としては、本書を読み進められることによって、読者の臨床実践がより実りあるものになることを願うものである。

　なお、本書の訳出は以下の手順で行われた。まず編集委員会の西村馨が試訳し、藤ら編集委員が修正を加えた。さらに、京都集団精神療法研究会のメンバー、栃木グループサイコセラピー研究会のメンバー、国際基督教大学大学院学生数名が読みやすさをチェックし、わかりにくい部分を指摘した。それらを踏まえて西村が修正を加えたものを、学会理事長相田信男、教育研修委員長田辺等が再度チェックし、最終的に西村と藤でチェックして完成させた。この訳出作業に協力してくれた関係者の方々に深く感謝申し上げる。

　また、創元社の渡辺明美氏には、AGPAとの契約を含め、本書の刊行にあたって多大な労力を傾けて下さったことにこの場を借りて深く感謝申し上げる。

文　献
- 河野圭子（2006）病院の外側から見たアメリカの医療システム：病院・保険・サービスの成り立ちと現況：市場主義経済における病院の生き残りと戦略の参考として．新興医学出版社．
- 長谷川千春（2010）アメリカの医療保障　グローバル化と企業保障のゆくえ．昭和堂．

AGPA 集団精神療法実践ガイドライン
目　次

日本語版における序　　　　相田信男　3
本書を活用するにあたって　　　田辺 等　4
翻訳にあたって　　　藤 信子・西村 馨　7

序　文　19
はじめに　21
科学–実践特別委員会メンバー　24

第1章　成功する治療グループを作り出す ……………… 25

文献概観　26
上手に始める──クライエントのリファー　27
上手に始める──管理面での協働　31
要　約　33

第2章　治療要因と治療機序 ……………………………… 35

集団精神療法における作用機序を理解する　36
凝集性──作用機序の核　38
凝集性と他の治療要因との関係　39
臨床実践の治療的機序の査定　42
要　約　44

第3章　クライエントの選定 ……………………………… 45

クライエント選定時の問題　46
選定基準としての治療同盟　47
誰を集団精神療法に選ぶべきか　47
誰を集団精神療法に入れないのがよいか　49
中断、ドロップアウトの問題　49

クライエント選定のための測定用具　50
　　　治療グループの構成　52
　　　要　約　54

第4章　事前準備 ……………………………………………… 55

　　　事前準備の意義　56
　　　事前準備の目的　57
　　　治療同盟の確立　57
　　　クライエントの不安の軽減　58
　　　情報の提供　58
　　　目標についての合意　59
　　　方法と手続き　60
　　　影響と効果　61
　　　強力な効果　61
　　　中程度の効果　61
　　　最小限の効果　62
　　　要　約　63

第5章　グループ発達 ………………………………………… 65

　　　グループ発達を理解することの意義　66
　　　グループ発達のモデル　67
　　　発達段階　69
　　　形成期／前親和期　71
　　　動乱期／権力・統制期　71
　　　活動期／親和期　72
　　　遂行期／分化期　72
　　　別離期／分離期　73
　　　要　約　74

第6章　グループプロセス　…… 75

序　76
社会システムとしてのグループ　76
作業、治療的・反治療的プロセス　77
グループ全体　78
分割とサブグループ　80
ペア、カップル　80
個々のメンバーとリーダーの役割　80
要　約　82

第7章　セラピストの介入　…… 83

セラピストの介入の4機能　84
運営機能　84
思いやり　85
情動的刺激　86
意味帰属　86
クライエントの自己覚知の育成　87
グループ規範の確立　88
セラピストの透明性と自分を用いること　90
要　約　92

第8章　逆効果の低減と集団精神療法の倫理的実践　…… 93

実践と倫理的コンピテンス　94
職業的倫理——原則、規定、ガイドライン、州法規　95
グループプレッシャー　96
記録を取ること　98
守秘性、バウンダリー、インフォームドコンセント　99
二重関係　100

治療過程のモニタリングによる逆効果の防止　101
　　　要　約　103

第9章　並行治療 …………………………………………… 105

　　　並行治療の意義とリスク　106
　　　集団と個人の並行療法　106
　　　集団精神療法と薬物療法の組み合わせ　108
　　　12ステップグループ　110
　　　要　約　112

第10章　集団精神療法の終結 …………………………… 113

　　　終結期の意義　114
　　　集団精神療法における終結の独特な側面　115
　　　期間制限グループ　115
　　　期間制限グループの終了　115
　　　オープンエンドのグループ　117
　　　中　断　117
　　　個人的満足を伴う治療終結　119
　　　オープンエンドグループのジレンマ　120
　　　終了時の儀式　120
　　　セラピストの離脱　121
　　　要　約　124

　　　訳者あとがき　125
　　　文　献　128
　　　索　引　145

■ 凡　例

1．本資料の和訳にあたっては、基本的に通常用いられている言葉、および日本集団精神療法学会で通常使われる日本語を用いた。なお、基本的用語については『集団精神療法の基礎用語』（金剛出版）を参照していただきたい。
2．group psychotherapy、group therapy は、いずれも学術性を出すために「集団精神療法」で一貫した。厳密には両者は異なるものであるが、本書は狭義の group psychotherapy を念頭に置いて書かれたものなのでさしつかえないと判断した。
3．group psychotherapist、group therapist は、基本的には通常呼ばれているようにカタカナ表記とした。ただし、上と同様の理由で、両者ともに「グループサイコセラピスト」とした。単に therapist となっているところは「セラピスト」とした。
4．therapy、therapy group は、「治療」、「治療グループ」とした。
　また、group development は、「グループ発達」、group process は「グループプロセス」とした。
5．group は「グループ」、group member は「グループメンバー」とした。group member と member の両方が用いられているが、基本的に原語の通りとした。

AGPA
集団精神療法実践ガイドライン

序　文

ロバート・クライン
(Robert H. Klein, Ph.D., ABPP, CGP, LFAGPA)

　このような重要文献の序文を著す機会が与えられたことは、アメリカ集団精神療法学会（AGPA）代表としても個人としても喜びに堪えない。

　この知的作業に満ちた学術成果は、モーリン・レッセス（Molyn Leszcz, M.D, FRCPC, CGP）、ジョセフ・コボス（Joseph C. Kobos, Ph. D, ABPP, CGP, FAGPA）によるすぐれたリーダーシップの下、有能なメンバーによる科学−実践特別委員会によって練り上げられたものである。本特別委員会は、集団精神療法における研究と臨床実践の溝を埋めるために召集された。そこで共有した中心的な考えは、「科学と今まさに進行している臨床実践を統合していくこと、そしてその自覚を高めることはヘルスケアサービスに関する国家的な潮流と一致しているのみならず、この統合は集団精神療法の効果を説得的に提示し、提供されているケアの質を高めていくためにも有効な手段である」というものであった。

　本特別委員会は次のような幅広い課題を与えられた。

(1) 集団精神療法のための有益かつ価値ある実践ガイドラインをまとめること
(2) 『CORE バッテリー改訂版』（*CORE Battery-R*, Burlingame et al., 2006）[訳注1]の作成特別委員会が行った基礎的な作業の上に、『CORE バッテリー改訂版』の実地検証を積み重ねていき、一層の実施を支援すること
(3) 実践−研究ネットワークを展開すること
(4) AGPA が会員と現場に関与することを支援し、集団精神療法の効果についてのエビデンスを増やし、それを提示していくこと

訳注1　『CORE バッテリー改訂版』は、アメリカ集団精神療法学会の特別委員会が監修した集団精神療法のための各種測定用具を集めたもの（バッテリー）である。適切なメンバー選定のための用具、効果測定、過程測定のための用具一式がまとめられている。

近年、アカウンタビリティ（説明責任）を求める声がますます高まっているが、この実践ガイドラインの編集事業は本学会として取り組んだ初の体系的かつ組織的な取り組みである。AGPAはサービス提供者と受益者を代表して、このガイドラインを練り上げる基礎となった諸々の研究成果をまとめ上げた。それによって、効果的な集団精神療法実施のためのエビデンスに基づく実践を確かなものにするイニシアティブを取っているのである。

　AGPAの全会員がこの重要な成果を誇りに思っている。この包括的実践ガイドラインをまとめ上げたこと、しかもそれが、現在進行中の臨床的介入に対して、厳密に標準化された評価とフィードバックを可能にする査定用具のツールとセットになっていることは、われわれにとって、また集団精神療法の領域にとって大きな飛躍をもたらすにちがいない。

はじめに

　集団精神療法実践のための臨床実践ガイドラインは、アメリカ集団精神療法学会科学－実践特別委員会の成果である。この特別委員会は、2004年、当時本学会会長であったロバート・クライン（Robert Klein）博士が推薦した委員たちによって構成された。現代精神療法の実践はエビデンスに基づいてなされるべきであるとか、より一層アカウンタビリティ（説明責任）を果たすべきであるというもっともな要求に対しては、学会員のみならずすべての集団精神療法実践家が応えるよう努めねばなるまい（Lambert & Ogles, 2004）。本学会はそれを支援する責任を認識し、その対応の1つとしてこの特別委員会を立ち上げたのである。本特別委員会は、集団精神療法の実践と評価における学識および専門技術を網羅するように構成されている。つまり、集団精神療法の研究者、教育者、および指導的立場にある実践家を組み合わせたのである（その委員名は、「はじめに」の次に記されている）。

　この臨床実践ガイドラインは、相互作用論、関係論を含む心理力動論の考えに基づいた集団精神療法を行う実践家に向けたものである。この集団精神療法モデルでは、変化を生み出す手段としてグループという設定を用いることはもちろん、治療グループで常に働いている3つの主要な力、すなわち個人力動、対人力動、グループ全体の力動に慎重な注意を向けねばならないとされる。つまり、これらの構成要素を流動的で相補的なひとまとまりの過程に統合することがグループリーダーの課題なのである。気をつけなければならないのは、そのグループのどの時期にどのようなタイプの介入を重視すべきなのかを判断する際に影響を与える変数が、常に複数あるということである。例えば、グループ発達の段階、個人メンバーの自我の強さ、治療すべき疾患、全体グループの要因、個人抵抗とグループ抵抗が挙げられよう。このタイプの集団精神療法を求めてくるクライエント

たちが抱える心理的、対人的問題は実に広範囲に及んでいる。気分、不安、トラウマ、パーソナリティ、関係性の問題や、それに関連して生じる気分制御や自己制御の機能不全を反映する諸々の行動全般に及んでいる。しかしこのような狭義の集団精神療法にとどまらず、このガイドラインはさまざまなグループ介入に対しても有効である。ここで明確にした原則の多くは、さまざまな治療・サービス機関において、さまざまなクライエント群に対して、さまざまな技法を用いる諸々の集団精神療法アプローチに対しても当てはまるであろう。

　現代精神療法の実践では、エビデンスに基づく実践（evidence-based practice）についての多様な視点が明確に打ち出されている。あるアプローチは実証的に支持された治療法を用いることを重視する。すなわち、個々の症候群や条件に適用された個々の介入モデルについての無作為化比較実験から得られた効果データに基づいて治療法を決定していく。これは障害の視点からのアプローチである。一方、それに代わるアプローチでは、クライエントの特徴、文化、治療法選択の好みなどに応じて行われた臨床的熟練を利用可能な最善の研究と統合していく（APA, 2005）。これはクライエントの視点からのアプローチであり、本書でわれわれが用いたモデルである。

　この臨床実践ガイドラインは集団精神療法実践を支援することを意図している。すなわち実践家とその臨床的状況を尊重し、有意義で柔軟で身近な実用的資料になるよう心がけた。また、AGPAのもう１つの資源である『COREバッテリー改訂版』（Burlingame et al., 2006）に直接結びつけて用いることもできる。『COREバッテリー改訂版』は治療効果に関するデータ蓄積に役立つだけでなく、セラピストが臨床的作業の成果とプロセスについてのフィードバックを得られるようになっている。

　臨床実践ガイドラインというのは、治療標準や治療ガイドラインとは異なったものである。つまり、限られた領域についてこうせよと指図するような義務的なものというよりは、むしろより幅の広い、今後の向上を目指すものである。したがって集団精神療法の特定条件について触れるというよりは、むしろ実践全般について触れたものである。というのも、臨床実践ガイドラインは、精神療法実践における共通要因の役割を支持する強力な実証研究を尊重するからである（Norcross, 2001; Wampold, 2001）。またこの

はじめに

　臨床実践ガイドラインの目的は、実践家を支援する資源としてだけではなく、一般に向けた資源として受益者が集団精神療法の実践に関する知識を十分得られるようにし、この分野の発展を促進することにもある。このように、このガイドラインの意図は実践家の臨床判断を増やすことにあり、変えることを要求するものではないのである。

　この臨床実践ガイドラインは以下のようにして作成された。まず、ガイドラインの範囲を委員が全員一致で承認し、決定した。そして各委員はペアに分かれ、ガイドラインの全10セクションのうち1つか2つを担当執筆した。各ペアは実証研究と臨床・理論的文献を包括的に概観し、実証研究と熟練臨床家による臨床経験とを統合しようとした。次に委員会全体で全セクションを検討し、実証研究が不十分な領域が見いだされた場合には、臨床実践に関する熟練臨床家の一致した見解を「十分に合理的な根拠」とすることにした。したがって、最終稿は集団精神療法に関する学術的、実証的論文の総合的概観と、熟練臨床家の一致した見解の両方を反映したものとなった。このアプローチを用いたのは、集団精神療法に対する特定のモデルやアプローチによって偏りが生じる危険性や、不当な影響を減らすためでもある。多くの委員は集団精神療法の分野で教科書や論文を発表しているが、それらの文献を引用することは妥当であると判断された。それ以外に、利益や情報公開に関して対立が生じる領域はなかった。

　臨床家ために、本書はAGPAの他の出版物、例えば『COREバッテリー改訂版』(Burlingame et al., 2006)、『集団精神療法の諸原則（*The Principles of Group Psychotherapy*）』(2006)、『集団精神療法の倫理（*Ethics in Group Psychotherapy*）』(2005b)、『国際集団精神療法誌（*International Journal of Group Psychotherapy*）』、そしてAGPAの年次大会や地域支部で行われるさまざまな教育・研修の機会と積極的に結びつけていけるようになっている。最後に、本特別委員会はこのガイドラインのような文書には定期的な改訂が必要であることを記すとともに、2015年度までに改訂を必要とする旨のサンセット条項を本書に盛り込むことを薦めたい。

訳注2　存続の必要性を定期的に調査する規定。

科学-実践特別委員会メンバー

ハロルド・バーナード（ニューヨーク大学医学部精神科臨床准教授）

ゲイリー・バーリンゲイム（ブリガムヤング大学心理学教授）

フィリップ・フローレス（アーゴシー大学ジョージア臨床心理学大学院非常勤講師、エモリー大学集団精神療法スーパーバイザー）

レス・グリーン（退役軍人局医療センター心理学部局、国際集団精神療法誌編集委員長）

アンソニー・ジョイス（アルバータ大学精神科精神療法研究評価部教授・コーディネーター）

ジョセフ・C・コボス（テキサス大学カウンセリングサービス・ディレクター、健康科学センター精神科教授、特別委員会共同委員長）

モーリン・レッセス（マウントサイナイ病院精神科主任精神科医、トロント大学精神科准教授・集団精神療法部門主任、特別委員会共同委員長）

レベッカ・R・マクネア-セマンズ（ノースカロライナ大学シャーロット校カウンセリングセンター副ディレクター・集団療法コーディネーター）

ウィリアム・E・パイパー（ブリティッシュコロンビア大学行動科学科教授・主任、精神科精神療法プログラム・ディレクター）

アン・M・スローカム・マッキニーニー（ニューヨーク大学カウンセリングサービス摂食障害専門職・臨床心理士）

ダイアン・フェアマン（アメリカ集団精神療法学会広報部ディレクター、特別委員会事務局）

第1章
成功する治療グループを作り出す

文献概観

上手に始める──クライエントのリファー

上手に始める──管理面での協働

文献概観

　　クライエントにとって効果的な治療となり、セラピストにとってやりがいを体験でき、さらにリファー元にとっても身近な手立てとなるような治療グループを作り出すのは厄介な仕事である。そのグループがセラピストの個人開業の一部であろうと、マネージドケア契約だろうと[訳注3]クリニックでの割り当てであろうと[訳注4]、この試みは実のところ2つのグループを作ることを意味している。第1のグループは、もちろん治療を受けにやって来たクライエントたちのグループである。第2の比較的捉えにくいほうのグループは、セラピストたちのグループであり、そこでのクライエントについての決定が、実は治療グループの実行可能性と成功に大きく影響するのである。臨床業務の関係者には、まずそのクライエントの集団精神療法への適合性を調べ、実現に向けて準備を施してからグループサイコセラピスト本人やその集団治療プログラムにリファーしてもらわなければならない。一方、クリニックやマネージドケアに関わる管理業務の関係者（administrative colleagues）には、治療グループに求められる有形の物理的資源を提供してもらい、時にはそのグループやプログラムへの無形の組織的支援をしてもらわなければならない。つまり、これらの2つ（クライエントと関係者）のグループのそれぞれに対して、セラピストは治療グループについて知ってもらい、準備を整える必要がある。というのも、グループの目的とプロセスをクライエントに知ってもらうほどグループへの参加が円滑になり、参加すること、取り組むこと、継続することが容易になるからである。またグループの目的やプロセスについて関係者に知ってもらえばもらうほどリファーがより適切なものになり、グループは内的、外的な干渉や混乱が減ってより円滑に機能するようになるのである。加えて、施設内で集団精神療法の活動を維持していくためには、支援者や擁護者を増

訳注3　「翻訳にあたって」を参照。
訳注4　入院病棟で提供される治療プログラムに、患者を割り振る場合も同様であろう。

やしていく必要があるだろう（Burlingame et al., 2002）。

　個人開業の場合は、関係がはっきりと存在しているマネージドケアでの取り決めや、クリニックのプログラムの一部として治療グループを作るのと比べれば、セラピストの関係者は重要でない。とはいえ、個人開業のセラピストは、リファーのあと、クライエントの選定と準備の過程に関与する責任を負う。そこで、注意深く選定したあとに追加のリファーが必要になったときに、適したクライエントを得ることには限界がある。すなわち、1人のセラピストが1つの治療グループに適したクライエントを集めようとした際に、最初の紹介クライエントだけで十分な数に達することはまれなのである。そのためたいていの場合、セラピストはさらに他からのリファーに頼らざるを得ないのである。

　クライン（Klein, 1983）はこの点について指摘している。すなわち、クライエントの選定と準備の問題についてはかなりの文献があるのと対照的に、1つ（あるいは複数）のグループに適した紹介クライエントを十分に確保することの重要性に関する文献は少ないのである。この傾向は今も続いているようである。それは学術誌論文ではもちろんのこと、グループを始めるというトピックに取り組んだ他の概説書にも、ある程度当てはまるようである。[原注1]

上手に始める──クライエントのリファー

　適切な紹介クライエントはグループの生命源である。紹介クライエントはグループを始めるのに必要である。それに加えてドロップアウトの穴を埋めるためにも必要になることがよくある。ドロップアウトはたいていグループの初期に生じ、治療グループの

原注1　そのような本の例として以下のものを挙げておく。一般的なガイドとしては、プライス、ヘッシェルズ、プライス（Price, Hescheles, & Price, 1999）の『治療グループ開始のガイド（*A Guide to Starting Therapy Groups*）』、そしてマネージドケア制度の中で始めるための特別なガイドとしては、ローラー（Roller, 1997）の『集団療法の可能性（*The Promise of Group Therapy*）』、そしてスピッツ（Spitz, 1996）の『集団精神療法とマネージドケア（*Group Psychotherapy and Managed Care*）』がある。

30〜40％に及ぶこともある（Yalom & Leszcz, 2005）。数名のドロップアウトを予想して、グループの理想的人数よりもあらかじめ少し多めにクライエントを受け入れておくセラピストもいる。初期のドロップアウトが1人かそれ以上出て、その問題に取り組んで、乗り越えるまでは成功する治療グループを作ったとは言えないのである。

　フリードマン（Friedman, 1976）は紹介クライエントを3つのタイプに分けている。彼の用語を使うと、まず「適切な紹介クライエント（legitimate referrals）」で、明らかにグループの臨床的目的に適した人々である。次に、「治療目的外の紹介クライエント（nonlegitimate referrals）」で、グループの臨床的目的に適しているのかいないのか微妙な、例えば訓練といった治療以外の理由で紹介されてきた人々である。最後に、「不適切な紹介クライエント（illegitimate referrals）」で、これらの人々は通常その紹介者が逆転移的にクライエントを拒絶した結果か、もしくはグループに複数のドロップアウトが生じた際に、できるだけ早く新たなクライエントを加えなければというセラピストの側の危機感の産物である。訓練センターでは時に、治療目的外の紹介クライエントをかなりの比率で抱えてしまうことがある。クライン（Klein, 1983）は、不適切な紹介クライエントを減らすための簡単な手続きを提案している。例えば、紹介に先立ってセラピストがリファー元と電話で短いやりとりをしておくとか、紹介クライエントの目的について一筆書いてもらったりするのである。

　同僚やクライエント候補者と明瞭で具体的な下準備をしたにもかかわらず、リファーを渋られるといった抵抗に遭遇することもある。専門家も一般の人々も、グループアプローチの有用性について、不安と懐疑を抱いているのであろう。実際、多くの関係者は、集団精神療法に馴染みがなかったり正当なデータがないにもかかわらず、否定的なステレオタイプで捉えていたり、役に立たないのだと思っていたり、何か他の理由があるために集団精神療法に対してよいイメージを持っていないものである。予想される

効果について、ゆっくりと時間をかけて教育していけば、関係者のいくらかは理解者になるだろうというくらいの長期的視野を持つことを勧めたい。そのことはグループサイコセラピストの臨床活動そのものだけでなく、それを発表したり、成果データを提示したりすることによって成し遂げられていくだろう。それでもなお、すべての抵抗を打破することはできないという事実を受け入れねばならないだろうが。

　グループの全般的な目的、そしてその目的を達成するために必要なプロセス、さらにはクライエントとセラピストに望まれる役割については、治療グループを作り出すことに関わるすべての人々に明瞭に伝えておくべきである。対象とされるクライエント群に関するニーズをアセスメントしたり、既存のグループを組織的に点検したりしておけば、開発するべきグループのタイプを提示していくことに大いに役立つだろう（Schlosser, 1993）。それは共同体やクリニックで無視されてしまっている重要な領域を示唆することがある。例えばパイパーら（Piper et al., 1992）は、クリニックで行われていた短期治療グループの中で喪失の話題が頻繁に出現したことを目の当たりにし、こみいった悲嘆を体験しているクライエントのための新プログラムを立ち上げた経緯を説明している。

　集団精神療法の始まりというのは、ほとんどの場合、クライエントにとって大変な不安を引き起こす体験である。準備期に十分努力していても、なお不確かなことが多々残っているからである。クライエントは不安や先入観があるために、口頭で伝えられた情報を部分的にしか聞いていなかったり、「ただ聞いただけ」だったりすることがしばしばある。そのため文書を用意しておく必要がある。クライエントにとって、グループの構造と枠組みはきわめて明瞭にすべき事柄である。これは、グループの場所、時間、曜日、セッションの長さ（一般に1時間半から2時間）、期間制限の場合はグループの期間、グループのサイズ（一般に7人から10人の参加者）といった項目について知ってもらうことを意味す

る。グループ中の飲食に関わる方針、欠席が予期される際にグループに知らせること、グループをやめるときのことも、また明瞭にすべきである。クライエントは、このような具体的で必須の実際的要素についてさえ誤解していることがよくあるのである。料金の支払い方法などの方針もまた文書で明確にし、クライエントとセラピストの間の初期契約、あるいは合意の一部とするのがよい。

　また、セラピストが自分の行動に関してどのような期待を持っているのかを振り返っておくことも、クライエントのためになるだろう。この期待とは、椅子の置き方、クライエントが欠席したときあるいはグループをやめたときの椅子の数、といった実際的な事柄から、治療的介入に関わる技法的な事柄にも及んでいる。その点については、例えばルータンとアロンソ（Rutan & Alonso, 1999）による、集団精神療法への心理力動的なオリエンテーションのための簡単明瞭かつ有益なガイドラインが参考になるだろう。クライエントは、とりわけグループの初期にはセラピストの行動に非常に敏感になるものである。そのためセラピストの行動は、クライエントの期待や自分自身の期待と一致させるべきである。セラピストのガイドラインを書面で明瞭にしておけば、それらを最前線にいても簡単に思い出すことができるだろう。この点について言えば、現在行われている多くの短期集団精神療法にとっては、治療マニュアルが有効である（例えば、McCallum et al., 1995; Piper et al., 1995）。

　リファーのプロセスの始めからグループの開始までの記録をしっかり取っておくのがよい。それは成功するグループを作り出すために重要である。プライスとプライス（Price & Price, 1999）は、誰が適切な紹介クライエントを送ってくれて誰が送ってくれないとか、クライエントがグループ開始後のセッションへの出席だけでなく開始前の事前個人セッションに出席したかどうか、といった重要なリファー情報の経過を追う方法について有用な例を挙げている。

上手に始める──管理面での協働（administrativecollaboration）

クリニックでグループを行う場合はさまざまなグループが可能であり、そのような現場で経験を重ねたセラピストは、プログラムコーディネーターの存在が必須であると主張している(Lonergan, 2000; Roller, 1997)。理想的には、コーディネーターは有能なセラピストであると同時に有能な管理者であるのがよい。そうすれば、クライエントたちと同僚たちという2つのグループとセラピストたちとの間で、継続的なコミュニケーションのつなぎ役として重要な働きを果たせるだろう。

クライエントの治療配置について決定を下す臨床チームに加わることができれば、集団精神療法のための選定基準を明確にするという特別な機会が得られる。上役の管理者と協力して計画すれば、そのグループプログラムの素案をさらによいものにしたり、必要な社会資源を得る能力を高めたりするのに大いに役立つ。これには、話し合いとやりとりを促進するために柔軟に座席を変えられるほどの大きさの部屋を確保するといった、時にあまり簡単でない問題も含まれるであろう。

多くの文献が強調しているのは、セラピストが管理者と強い協力関係を形成するのが望ましいということである（Cox et al., 2000; Lonergan, 2000; Roller, 1997)。同様の議論は、治療グループが行われる学校（Litvak, 1991）や大学（Quintana et al., 1991）といった現場についてもなされている。かつては、このことは主としてセラピストとクリニックの上役の管理者との関係を意味していた。近年では、マネージドケアを提供する保険会社との関係をも含んでいる。とりわけそのような関係者こそ、治療セッションが費用還付の対象となるかどうかを決定するからである。この手続きが加わることで治療グループの立ち上げが複雑になって遅れてしまうことさえあるのだが、ここでの協力関係が精神療法グループを発展させ維持することに必須であるということはほとんど疑いの余地がない。

ローラー（Roller, 1997）やスピッツ（Spitz, 1996）は、臨床家と管

理者との間で協力関係を築くことについて有益な示唆を与えている。当然のことだが、管理者が直面するような責任と問題について、臨床家が勉強すべきであることが含まれている。マネージドケアが行われる大きなクリニック内では、「グループコーディネーター」のようなポストを臨床家から提案して認めてもらい、自らそのポストに就くようにする、といったこともある。コーディネーターが資源の配分に関する重要な決定権を持てるようにするには、より高い地位にある管理者からの敬意と信頼を得なければならない。これは時間をかけて築き上げるものだろう。まずは、コーディネーターやコーディネーター候補者が、紹介クライエントや集団精神療法の推進に関する決定を行う会議に出席することから始まる。その際は、集団精神療法の問題には直接触れない会議の他の部分に耐えなければならないだろうが、通常の場合、この時間の投資は努力に値する。クライエント、セラピスト、そして管理者の三者が、成功を期待できる治療グループを作り出すためには時間の投資が必要である。そしてさまざまな部局間のコミュニケーションを促進することで、可能性を現実化する見込みを高められるのである。

要　約

1. クライエント、セラピスト、およびリファー元から見て成功していると思える治療グループを作り出す営みは、複合的な努力だと言える。
2. セラピストはクライエント、リファー元の両者に知識を与える必要がある。
3. 適切な紹介クライエントは、治療グループの生命源である。
4. 重要な情報とガイドラインを書面で明確にすることは、クライエント、セラピストの両者にとって有益である。
5. セラピストと管理者との協力関係の構築を強く勧める。
6. 組織においては、グループコーディネーターを配置すればグループの運営に大変有益であろう。

第2章
治療要因と治療機序

- 集団精神療法における作用機序を理解する
- 凝集性——作用機序の核
- 凝集性と他の治療要因との関係
- 臨床実践の治療的機序の査定

集団精神療法における作用機序(mechanisms of action)を理解する

　熟練したセラピストは、グループメンバー個々人の成功がグループ全体の健康さと密接に結びついていることを認識している。事実、健康でうまく機能している治療グループと結びついた治療要因と機序を説明した臨床研究、実証研究の文献は多く存在している。作用機序とは、クライエントの改善をもたらす原動力と考えられる介入や治療過程のことである（Barron & Kenny, 1986）。この機序には多様な形態があり、その中には、治療関係のように治療そのものの中核となる過程だけでなく、体験的、行動的、そして認知的な介入も含まれている。

　集団精神療法に独特な治療的作用機序の存在とはたらきは、専門文献上で絶え間なく議論され、複雑に、矛盾を抱えたまま展開してきた歴史がある。まず、集団精神療法には独特な作用機序が内在している、と述べたグループサイコセラピストたちがいる。例えば、初期のある見解では、グループはそれ自体が独特な特質を持っており、それはサブグループやメンバー個々人の特質とは異なるものであって、そのためこのグループ、サブグループ、メンバーという3つの単位を理解することが、小グループの成否を説明する上で決定的であるとした（Lewin, 1947）。実際その後の研究者たちは、グループダイナミクスを熟知することがグループサイコセラピストにとって重要であり、それは生理学が医師にとって重要なのと同じであると論じた（Berne, 1966）。このように、何十年もの間受け継がれてきた臨床的な英知の1つに、グループでの治療を行おうとするならば、メンバーの治療的変化を生じさせるグループ固有の作用機序を知っていなければならない、というものがある。

　しかしそれとは対照的に、グループの理論家や臨床家はグループに独特な作用機序を重視しすぎている、とした見解もある。例えばスラヴソン（Slavson, 1962）は40年以上前から、集団精神療法を個人療法と対比させて独自のものに見せようと躍起になっているよ

うな文献がしばしばある、と述べていた。またホーヴィッツ（Horwitz, 1977）は、グループの研究者や臨床家の中には、グループを擬人化して1人の人間とみなす人々がおり、そこではグループそのものが患者になってしまい、セラピストはグループレベルの介入のみに注目してメンバー個々人を犠牲にしてしまっていると指摘した。

　この難問を解決するため、フューリマンとバーリンゲイム（Fuhriman & Burlingame, 1990）は実証研究を再検討してグループ治療と個人治療において推論される治療的作用機序を比較し、上の見解のどちらも支持できるとした。表1は、一般に合意され認められている治療要因とその簡単な定義のリストである。

表1　治療要因（Yalom & Leszcz, 2005）

治療要因	定　義
普遍性	他のメンバーも自分と同様の感情、考え、問題を持っていると認識すること
愛他主義	他のメンバーを援助することを通じて自己概念を高めること
希望をもたらすこと	他のメンバーの成功によって、自身の改善を楽観視できると認識すること
情報の伝達	セラピストやメンバーによって提供される教示や助言
原家族経験のやり直し	危機的な家族力動を、グループメンバーとの間で再体験して修正すること
ソーシャルスキルの発達	グループが、適応的で効果的なコミュニケーションを育む環境をメンバーに提供すること
模倣行動	他のメンバーの自己探求、ワーキングスルー[訳注5]、人格成長を観察することを通して、自身の知識や技能を伸ばすこと
凝集性	信頼感、所属感、一体感を体験すること
実存的要因	人生上の決断に対する責任を受け入れること
カタルシス	現在、過去の経験についての強い感情を解放すること
対人学習−インプット	他のメンバーからのフィードバックを通して、自分の対人的インパクトに関する個人的な洞察を得ること
対人学習−アウトプット	自分たちがより適応的な方法でやりとりできるような環境を、メンバー自身で作り出すこと
自己理解	自分の行動や情動的反応の奥にある心理的動機についての洞察を得ること

訳注5　未解決の心理的課題をやりきること、克服すること。

個人とグループに関する実証研究の主要な概観論文を比較してみると、クライエントのいくつかの特徴、治療的介入、治療要因（例えば、洞察、カタルシス、希望、現実検討）にはグループ特有のものが見いだされない。一方、複数の対人関係要因を考慮するならば、特殊な作用機序が現れる。すなわち、グループという治療の場は複数の治療関係から成るので、それに参加することはグループという形式に特有の治療要因（例えば、代理学習、役割の柔軟性、普遍性、愛他主義、対人学習）を生み出すのである。この意見を実証的に支持する研究（Holmes & Kivlighan, 2000）がある。それによれば、個人療法のクライエントと対比したとき、グループの参加者はグループにおける変化の原因として、高度の関係性、風土、他者に焦点を当てたプロセスを挙げたのである。

凝集性――作用機序の核

　上述の治療要因のうち、凝集性を最も重視しなければならない。それ自体が治療要因なのだが、同時に他の治療要因を促進するものだからである。さらに、凝集性こそがグループの治療関係を最も的確に特徴づけているという見解が優勢になってきている（Burlingame et al., 2002; Yalom & Leszcz, 2005）。概して、治療関係はあらゆる治療で働く普遍的な作用機序である（Martin et al., 2000）。それはクライエントの回復を説明する際に、セラピストが実践した特定の理論的オリエンテーションには及ばないものの、かなり重要なものだと思われる（Norcross, 2001）。実際、ウォンポルド（Wampold, 2001）は膨大な文献概観を行い、治療関係のような共通要因は、正式な治療プロトコル[訳注6]に記された特定の作用機序の9倍もの影響をクライエントの改善に与えているのではないかと論じている。

　凝集性はグループの治療関係の意味を明確にするものである。グループの治療関係は3つの構造的観点、すなわち個人内、グル

訳注6　治療実施計画（書）。

ープ内、そして対人関係における複数の同盟（メンバーとメンバー、メンバーとグループ、メンバーとリーダー）から構成されていると言える（Burlingame et al., 2002）。まず個人内凝集性のための介入とは、メンバーの所属感、受容、関与、グループへの忠誠心に焦点を当てたものであり（Bloch & Crouch, 1985; Yalom & Leszcz, 2005）、クライエントの改善に直接関係している。例えば、関係性、受容、支持をより多く報告するメンバーは症状の改善をより多く報告している（Mackenzie & Tschuschke, 1993）。次にグループ内凝集性とは、グループ全体の相互の好感と信頼、支持、世話、グループとしての「作業」への関与によって捉えられるグループレベルの魅力や親和性のような特徴に焦点を当てたものである。このレベルでの凝集性はドロップアウトを減らすことにつながる（Mackenzie, 1987）とともに、参加期間を伸長させる（Yalom & Leszcz, 2005）。最後に、対人関係的な凝集性とはメンバー間に生じる肯定的で魅力的な行動の交換に焦点を当てたものであり、それがとりわけグループの初期段階に存在するならば、症状の改善につながるのである（Budman et al., 1989）。

凝集性と他の治療要因との関係

凝集性は臨床的改善と非常に強い正の相関を示す。そのことは、発表されたほぼすべての科学的報告で示されている（Tschuschke & Dies, 1994）。さらにこのエビデンスの基盤を超えて、凝集性は他の重要な治療過程にも連なっている。高水準の凝集性はより高い自己開示と相関しているが、それは他者からのフィードバックをより強くより頻繁にもたらすことになる（Fuehrer & Keys, 1988; Tschuschke & Dies, 1994）。凝集性と自己開示、メンバー間のフィードバックと、メンバーが知覚した支持や思いやりの間にも正の相関が見られた（Braaten, 1990）。加えて、初期に高水準で作業に従事すると、グループの「作業」位相において葛藤が生じた際の落胆や疎外感を抑

訳注7　第5章「グループ発達」を参照。

えることになる（Mackenzie, 1994; Castonguay et al., 1996）。このように、凝集性と他の治療要因との関係については期待が持てそうだが、多くの研究は相関研究であるため、因果関係を断定するのは困難であると言わねばならない。

　凝集性と成功したグループとの関係について発表された論文、章、書籍の数はあまりにも多く（Mackenzie, 1987; Colijn et al., 1991）、グループの発展と維持のためのエビデンスに基づく原則を見つけ出そうとするのは、まことに手ごわい作業だと思われる。ここでは、最近の概観を要約して表2にまとめて提示した。ここで取り上げた「グループ構造の利用」、「言語的相互作用」、「情動的風土の確立と維持」は、凝集性に関連した特徴として、実証研究で緻密に検討されてきたものである。

　この「グループ構造の利用」、「言語的相互作用」、「情動的風土の確立と維持」の特徴は、臨床実践に直接的な意味を持った介入の種類を示している。さらに詳しく言っておこう。グループ構造は、メンバーに特定の期待をもたらし、グループで用いる技能や、（グループ規範の確立なども含めた）グループ運営過程で用いる技能が育つように考えられた介入（例えば、事前役割準備、グループ内エクササイズ、グループ構成）を反映している。言語的相互作用は、グループの発展過程においてリーダーがメンバー同士のやりとりのモデルとなったり、それを促進したりする方法の全般的原則を示している。情動的風土は、グループ全体の経験でねらっている介入を示しており、グループの安全や作業環境を高めていくというねらいも含まれている。これらの中には、本章や本書全体を通して議論されているものもあるが、表2（Burlingame et al., 2002）の原著を参照すると、一層理解できるものもあるということを付け加えておく。

表2 凝集性に関するエビデンスに基づく原則（Burlingame et al., 2002）

グループ構造の利用	原則1	治療への期待を調整し、グループルールを明瞭にし、グループに効果的に参加し、集団凝集性を高めるために求められる適切な役割と技能をメンバーに教える、という事前準備を行うこと。
	原則2	グループリーダーは、初期の数セッションのグループプロセスを明瞭なものにすべきである。なぜなら、初期構造が高水準であることは、あとの段階で自己開示と凝集性が高まることの予測因子だからである。
	原則3	グループの構成には、個人内（個人メンバー）、グループ内（グループメンバー間）それぞれについて考慮すべき事柄のバランスを取るような臨床的判断が求められる。
言語的相互作用	原則4	リーダーが、リアルタイムで観察するモデルを示し、効果的な対人的フィードバックを導き、統制感と所属感を適度な水準に維持することは、凝集性によい影響をもたらすだろう。
	原則5	フィードバックのタイミングと口調は、リーダーが関係形成過程を促進する際のきわめて重要な事項と捉えるべきである。その際、グループの発達段階（例えば、挑戦的なフィードバックは、グループの凝集性が高まったあとのほうが受容されやすい）や、フィードバックを受ける際の個々人のレディネスの違い（メンバーが受け入れられていると感じるかどうか）を考慮することは重要である。
情動的風土の確立と維持	原則6	個人メンバーはリーダーの関わり方を代理学習するので、リーダーの存在は個人メンバーだけでなく、すべてのグループメンバーに影響する。したがって、他者に奉仕するために自分自身の情動をうまく扱うことがきわめて重要である。例えば、対人葛藤を効果的に扱うリーダーは、グループ全体にとって強力で肯定的なモデルを提供するであろう。
	原則7	グループリーダーの主要な焦点は、グループメンバーの情動表現、それへの他者の反応、そしてそうした表現がどこから生じてくるのかの意味を話し合うことを促すところに置かねばならない。

臨床実践の治療的機序の査定

　集団精神療法の治療関係を追うことに関心を持つ臨床家のために、AGPA（Burlingame et al., 2006）は測定用具『CORE バッテリー改訂版』を最近刊行した。これはグループ臨床家がメンバーを選定し、個人的変化をたどり、治療関係の諸側面を査定するのを助けるものである。本特別委員会は、グループの治療関係を記述したり、グループプロセスを評価したりするための基本的特徴を単純化しようとした近年の研究（Johnson et al., 2005）の成果を踏まえている。すなわち、それらの測定用具を組み合わせて、集団精神療法の経験を３つの構成要素の視点から扱うことができるのである。３つの構成要素とは、「陽性の関係の絆（positive relational bond）」、「陽性の作業関係（positive working relationship）」、そして「絆や治療作業を妨害する陰性の要因」である。加えて、各構成要素はメンバーとセラピストとの関係と、メンバーとグループ全体との関係という２つの観点から説明できる。表３はそれぞれの測定用具（あるいはその下位尺度）が、（３つの）構成要素と（２つの）観点について想定される６つの組み合わせそれぞれを評価するために、どのように用いられるかを示すものである。

　小集団治療において非常に重要で独特な治療的変化の機序は、対人関係的環境と関わっているが、そのリーダーとメンバーが共に同じ治療共同体に加わっているため、しばしば社会的小宇宙と呼ばれる。実証的な査定用具は、セラピストの臨床的センスに加えて、グループ対人風土の「脈を計る」ための構造的アプローチを可能にするものである。それによって、何がグループレベルでの対人過程を妨害し、何が促進しているのかを確かめられるのである。リーダーはこの対人関係的環境を形成していく際にモデルとなって、中枢的役割を担う（Fuhriman & Barlow, 1983）。そのため、これら特定の変化機序に慎重に注意を向けるのがよい。とりわけ関係の絆、作業関係／治療同盟、陰性要因に焦点を当てることが賢明である。これらの要素に注意することは、リーダーとメンバ

一関係を壊したり、メンバーの、そして時にはグループ全体にとっての治療作業を遅らせたり、メンバーの中断につながる恐れを減らすことに役立つ。グループのさまざまな構造単位(メンバー間、メンバーとグループ、メンバーとリーダー)を意図的にねらった治療的介入は、特定の変化機序を作り出し(あるいは)維持することになるので、推奨したい。

表3　COREバッテリー改訂版の過程測定用具 (Burlingame et al., 2005)

測定用具	関係の絆 セラピスト	関係の絆 グループ	作業関係 セラピスト	作業関係 グループ	陰性要因 セラピスト	陰性要因 グループ
作業同盟目録 *Working Alliance Inventory*						
絆	○					
課題			○			
目標			○			
共感尺度 *Empathy Scale*						
陽性	○					
陰性					○	
グループ風土質問紙 *Group Climate Questionnaire*						
関与		○				
葛藤				○		
回避						○
治療要因目録 *Therapeutic Factors Inventory*						
凝集性		○				
セラピストとの凝集性尺度 *Cohesion to the Therapist Scale*						
肯定的性質	○					
個人的適合性				○		
不満						○

要　約

1. これまでの研究では、リーダーがグループ治療に独特な変化機序（すなわち治療要因）を理解することの重要性が強調されている。その理解によって、グループレベルの介入が理論と実証的エビデンスに基づいて方向づけられているのである。
2. 健康なグループ風土を発展させ維持するために、グループの3つの構造レベル（個人内、グループ内、対人関係）をよく観察し、適切に介入しなければならない。
3. グループリーダーは健康なグループ風土を発展させ維持するために、グループの非常に重要な局面で「グループ構造の利用」、「言語的相互作用」、「情動的風土の確立と維持」3つに対してグループレベルの介入をしていかねばならない。
4. AGPAは、集団精神療法の総合的な効果を増大させることを目的として、グループの治療的風土とクライエントの経過をモニターするのを助けるための、エビデンスに基づく測定用具のセット『COREバッテリー改訂版』(Burlingame et al., 2006) を開発、発展させている。

第3章
クライエントの選定

- クライエント選定時の問題

- 選定基準としての治療同盟

- 誰を集団精神療法に選ぶべきか

- 誰を集団精神療法に入れないのがよいか

- 中断、ドロップアウトの問題

- クライエント選定のための測定用具

- 治療グループの構成

クライエント選定時の問題

　集団精神療法のメンバー選定のための第1のポイントは、強い自信を持って集団精神療法を薦めてよいと明確に認識することである。研究が繰り返し示してきたように、集団精神療法は効果的な精神療法の一形態である。個人療法にまさるとは言わないまでも同程度の効果を示している（McRoberts et al., 1998; Burlingame et al., 2004）。個人メンバーが集団精神療法に入る可能性がある際に、臨床家をガイドしてくれる多くの実証研究と臨床知の蓄積があることを知っておくとよい。本書全体がそうであるように、この章も対人関係学習、洞察、人格変化に焦点を当てる典型的な外来グループを中心に述べる。これらのグループは、当然のことながら相互作用的で感情表現ができるように構成される。概してこれらのグループはパーソナリティスタイルや（あるいは）問題の状況によって異質になるように構成され、クライエントの幅広い障害を扱うことをねらう。それは特定の問題や条件が同質であるグループや、心理教育、（あるいは）技能習得（skill building）技法[訳注8]を用いるグループとは対照的である。しかしながら、ジェンダー、文化、人種、問題、性的指向において同質になるように構成されたグループでも、通常は同様に幅広い治療目的を扱うであろう。

　ここに際立って重要な問題が2つある。1つは、誰を集団精神療法に入れるかという選定の問題である。もう1つは、誰と誰をメンバーとして組めば最も効果的な治療グループになるかという、グループ構成の問題である。クライエントを集団精神療法に導入することは、そのクライエントに対してグループサイコセラピストが担う事柄であるだけでなく、その精神療法グループの他のメンバーが担う事柄でもある。したがって意思決定のための妥当な基準を持っておくことが、個人メンバーレベルでもグループレベルでも有益なのである。ここでは、関連し合った2つのアプロー

訳注8　skill building：ソーシャルスキルトレーニングのような技能の習得を目指した介入。

チを利用できる。すなわち、臨床的査定と実証的測定である。さらに必要があれば、綿密な準備のあとに集団精神療法の試行を追加することも考慮してよい。

選定基準としての治療同盟

　前述の2つの問題、すなわち誰を集団精神療法に入れるのか、誰を参加者グループに入れないのかということを扱う1つの方法は、治療同盟を作れるかどうかを基準とすることである。治療同盟の性質は、おそらくすべての精神療法における成果にとって最も重要な予測因子だろうという見解が、今や確固たるエビデンスによって支持されている（Martin et al., 2000）。治療同盟は、クライエントとセラピストが治療目標、治療課題、治療における関係や絆の質について合意できたときに最も強いものになる（Horvath & Symonds, 1991; Bordin, 1979）。

　クライエントは、自分の個人的目標がグループの目標と一致するときは、概して集団精神療法でうまくいくものである。現実的で肯定的な変化への期待は、この一致を生み出しやすいのだろう。そして精神療法のはじめの段階でのクライエントの肯定的な期待が、成果に大きな影響を与えるというエビデンスもある（Seligman, 1995）。治療同盟の2番目、3番目の要素、すなわち集団精神療法の治療課題、そしてセラピストとメンバー同士の関係と絆の質に注意を向けることも、集団精神療法に適合するかどうかの重要な決定因子となるだろう。

誰を集団精神療法に選ぶべきか

　集団精神療法は、対人関係の問題や病理を現すクライエントに適応する。まず、対人関係領域の自己覚知に欠け、自我親和的な性格病理を現す人々、行動優位（action-oriented）なクライエントたちで、彼らは集団精神療法が通常提供するような情動的な刺激と

やりとりから得るものがあるだろう。次に、あまりに強烈な依存的治療関係を薄める必要があるクライエント、あるいは逆に退屈で不毛な治療関係を強固にする必要のあるクライエントたちで、彼らは支持してくれたりチャレンジしてくれたりする仲間の存在から得るものがあるだろう（Grunebaum & Kates, 1977; Bellack, 1980; Rutan & Alonso, 1982）。多くのクライエントは、たとえはっきりとした対人的問題を認めていない場合でも、心理的問題への対人的基盤が事前査定や準備セッションで見いだされ、明確にされたなら、集団精神療法から得るものがあるだろう（Horwitz & Vitkus, 1986）。

　集団精神療法をうまく用いるクライエントは、動機づけが非常に高く（Seligman, 1995）、グループに魅力を感じている（Anderson et al., 2001）。理想的なクライエントを描くなら、動機が高く、積極的で、心理学的心性があり（psychologically minded）、自己内省的な人であって、そういう人はグループで自己開示の機会を得るのである。人間関係の場で作業をするためには、やはりある程度の対人関係能力が求められる。それは、さまざまな精神療法の試行において見られた知見である（Sotsky et al., 1991; Joyce et al., 2000）。これらの説明を大まかにまとめるなら、「富めるものはますます富む」という金言になるだろう。つまり集団精神療法が必要で実際に得るものがある多くのクライエントは、グループに入るためにとりわけ必要とされた能力をますます伸ばすことになる。しかし、上述したような典型的特徴に当てはまらない場合でも、集団精神療法から得るものがある参加者が多数いる。そのために、包括的な準備の段階に続いて試行セッションをする価値があると多くの臨床家が指摘している。この臨床的事実を認識していなければ、これらの選定基準に適合しない多くのクライエントから、有意義で効果的な治療の機会を奪ってしまうことになるのである。

誰を集団精神療法に入れないのがよいか

　この答えは絶対的なものとしてではなく相対的なものとして考えられなければならない。また、その個人にとってどのような種類のグループが合っているのか、というふうに枠づけしたほうがよいだろう。例えば、怒りの強い反社会的な人はたいていの場合に集団精神療法の適応外とされるが、反社会的な人々ばかりの同質グループであればうまくいくかもしれない。実際、ここで扱っている異質グループのための標準的な基準に合致しない人々に対して、特別に構成された同質グループで効果的なものが非常に幅広く存在している。端的に言って、集団精神療法の適応外とされるのは、物理的・身体的・環境的（logistical）な理由、あるいは知能水準や心理的、対人関係的な理由によって、対人関与、対人学習、洞察の獲得などのグループの主な活動に参加できない場合である（Yalom & Leszcz, 2005）。

中断、ドロップアウトの問題

　集団精神療法からドロップアウト、中断したクライエントの研究から、クライエントの受け入れと適応外の基準をつかむことができる（Yalom & Leszcz, 2005）。ドロップアウト現象は、集団精神療法では非常に破壊的なものになる恐れがあり、一般にその経験からプラスのものを抽出することはほとんどできない。ドロップアウトした人自身が集団精神療法から個人的に得るものがないばかりか、そのグループにも負の影響を及ぼす。彼らによってグループの士気が下がり、グループには効果がないのだという負の感情が伝染するかもしれないからである。自分の関与や参加に関するさまざまな事柄について繰り返しグループを巻き込んだ人は、グループメンバーたちに助けようがないという思いを植えつけ、さらに彼らがやめる際にグループを失望させ、フラストレーションを起こさせる。心理学的心性が低い、自己内省が乏しい、動機が

低い、あるいは過剰な防衛、否認、慎重さを示すクライエント、また他のメンバーから怒りや否定的反応を引き出すようなクライエントは、早期にドロップアウトする危険があると考えておくのがよいだろう。査定の段階において、セラピストがそのようなクライエントに直接会って、問題を認識し、クライエントとうまく乗り越えられて収穫となるなら、そのことが重要な対人データとなるだろう。さもなければ、このようなクライエントにとってグループは、修復や成長の機会を生じさせると言うよりも、世界との関係における自己についての根本的な否定的見解を再確認し、問題を強化するものになってしまう恐れがある。

　グループ参加に先立って、技能習得を取り入れつつ入念な個別準備を行うならば、クライエントが集団精神療法で効果的に治療を受ける可能性が高まるだろう。多くの人々にとって、集団精神療法は最初の治療としては難しいものである。実際、成功した治療体験をすでに持つクライエントや、個人療法との並行処方を受けるクライエントは、集団精神療法から始めるクライエントよりもよい結果を得る傾向が見られている（Stone & Rutan, 1984）。

クライエント選定のための測定用具

　客観的な測定用具を使用することで、クライエント選定に関する意思決定過程での臨床的判断を補足することができる。『集団精神療法質問紙（The Group Therapy Questionnaire）』訳注9（Burlingame et al., 2006）は、グループ参加に影響を及ぼすクライエント変数を評価する自記式の測定用具である。極端な怒りと敵意、社会的抑制、薬物乱用、心理的問題のメディカリゼーション訳注10傾向を持ったクライエント

訳注9　「集団精神療法質問紙」：この質問紙は、次の事柄について記入していくものである。①集団精神療法への期待、目標、心配など、②原家族での人間関係、③職場での人間関係、④現在の家族（またはパートナー）との関係、⑤薬物やアルコールへの依存、⑥心身の健康状態。

訳注10　medicalization：感情や内省力が乏しく、自己の心理的問題を身体医学的な問題として考えようとすること。

をこの質問紙を用いて判別することができる。そのようなタイプのクライエントは、一般にこの形式の集団精神療法をうまく利用できないであろう。『グループ選定質問紙（*The Group Selection Questionnaire*）』[訳注11]（Burlingame et al., 2006）は同様に、集団精神療法に対する不適切な期待や、グループに参加する能力のなさ、そしてソーシャルスキルの未熟さに関連した諸問題を理由として、集団精神療法をうまく使えないと予想される人々を発見するための自記式の測定用具である。

　選定のための3番目の実証的アプローチはNEO、すなわちパーソナリティの5因子目録（NEO-FFI）のようなパーソナリティ目録によるものである（Costa & McCrae, 1992; Ogrodniczuk et al., 2003）。このパーソナリティ測定用具から示唆されるのは、クライエントが神経症性尺度で高い得点を記録した場合、それは苦悩の水準の高さ、ストレスへの脆弱性、恥の感じやすさを反映しており、概して集団精神療法をうまく使えないということである。反対に、外向性（よく話し、関与することに熱心）、開放性（新奇さや馴染みのないものに創造性と想像力をもって応じる）および誠実性（勤勉、献身的で、欲求充足を遅延できる）の次元で得点の高い人は、集団精神療法が特によく奏功するようである。関連した知見としては、対人関係が未熟だったり心理学的心性が低かったりする人は、探求的な対人関係志向型のグループではうまくいかないということがわかっている。これらの人は、支持的で技能習得に焦点を当てたグループのほうが有益であろう（Piper et al., 1994; McCallum et al., 1997; Piper et al., 2001; Piper et al., 2003; McCallum et al., 2003）。

　その他、集団精神療法の成果が期待できない場合としては、急性の危機にとらわれているためにグループの課題に加われないクライエント、あるいは自殺のことを考え続けていて探求的精神療法よりも包括的なマネージメントが必要なクライエントが挙げら

訳注11　「グループ選定質問紙」：この質問紙は、現在の自分の状態に関する19の質問項目について5つの選択肢の中から選ぶものである。項目の内容は、対人関係の傾向、集団内での特徴的行動、治療グループへの期待からなっている。

れる。クライエントが定期的に確実にグループに出席するのを妨げるような身体的・物理的・環境的問題があれば、それがいかなるものであれ集団精神療法を蝕むものになるだろう。

治療グループの構成

　集団精神療法のメンバーを選定するのに有効で明確な指針を持ったら、次に考慮すべき問題は「候補者のどのような組み合わせが集団精神療法に好ましいか」ということである。この答えを得るためには、個々のクライエントが他のメンバーにどういう影響を与えるか、そしてグループ全体の中でどのようなやりとりを行うかを検討する必要がある。現代における集団精神療法の実践においてグループ構成を考えるのは贅沢のようだが、グループ構成、クライエントの相性と対人的影響に注意を払うことは、グループプロセスの理解を進めるにはやはり有益なのである。

　臨床的経験からグループは、メンバーの自我の強さに関しては同質的に構成されるべきであるが、対人的問題に関しては異質的に構成されるべきだということが推奨されている。多様な診断ツールを用いれば、クライエントが体験している対人的問題の性質を判断する際の臨床査定が広がり、さまざまな対人スタイルを持ったクライエントを適切に組み合わせるのに役立つだろう。その際、いくつかの対人関係目録が臨床的判断を補足する上で有用であろう（MacKenzie & Grabovac, 2001; Chen & Mallinckrodt, 2002）。これらの測定用具は、個々人の相互作用スタイルを、対人関係の鍵となる「敵意－友好」「統制－服従」を軸とした2次元上に分類するものである。理想的にはグループは、「敵意－友好」のスペクトラムと「統制－服従」のスペクトラムの、それぞれに分布するメンバーを組み合わせることで異質的になるのがよいだろう。例えば、回避的で、従順で、服従的な人たちばかりで構成されたグループでは、あまり対人的緊張や対人学習の機会を生み出さなくなってしまう。

しかしながら、グループ構成は運命のような決定的なものではない。それははじめの段階に過ぎず、セラピストがグループ規範の明確化とモデリングを通して、「今ここで」のやりとりと対人的関与を最大限に促進するのがよいだろう。個々人は、グループという小宇宙の中で、自らの特徴的な関係パターンを繰り返すと予想される。ひどく威張っていて拒否的なクライエントは、凝集性と信頼について否定的な影響をグループに与えることになる。そのようなメンバーが多いグループはうまくいかず、あまり高い効果はもたらさないだろう。逆に、関与することに熱心で、社会的リスクを冒すことを厭わず、心理学的心性を表に出していくようなメンバーの存在を守ることで、グループが成長と発展のための凝集的で効果的な場になる可能性が高まっていく（Yalom & Leszcz, 2005）。比較的成熟した関係能力を持ったメンバーの存在は、関係能力が未熟なメンバーのみならず、すべてのメンバーに有益である（Piper et al., 2007）。同様に、ベテランメンバーを擁することも有益である。臨床的経験によれば、このようなグループ構成の際に、比較的課題の多いクライエントであってもグループに貢献することがあり、また彼ら自身も得ることがあるのだということを強調しておかねばならない。男女の混成は、男性にとってはやりとりと関与を高めるためには有益であるが、女性にとっての最大限の効果を考えると、男性の場合ほど必要ではない（Rabinowitz, 2001; Holmes, 2002; Ogrodniczuk et al., 2004）。

　大きく言って、セラピストがグループを構成する目的は、お互いに挑戦し支持しながらグループの凝集性を発展させ維持させるような、さまざまな人々を引き合わせることである。そのためグループ課題を重視し、それに関与できるようにすることがきわめて重要である。実際の問題としては、メンバー選定と準備にたっぷり時間をかけ、グループ構成のほうは、うまくいきそうな活動の微調整くらいに考えるのが最もよいであろう。

要　約

1. 集団精神療法は、効果的な治療として広く推奨するのがよい。
2. 異質性に基づいた長期の外来精神療法グループの選定過程では、注意深い配慮と綿密な査定が要求される。
3. 選定基準は相対的なものであって、決して絶対的なものではない。そのため適切なクライエントを適応外とする失敗よりも、不適切なクライエントを受け入れる失敗のほうがよい。
4. 集団精神療法の適合度を選定する際には、客観的な測定用具で臨床判断を補足するのがよい。
5. クライエントの対人機能水準、心理学的心性、対象関係の質、動機と関与、グループにおける過去の肯定的経験、といったことに注意を向けると生産的である。
6. あるグループに適合しないと思われるメンバーでも、別のグループで成長し、そのグループの機能性を高めることさえある。ある異質グループから適応外とされる理由になった要因でも、それについての同質グループを別に作れば、有益な代替処方になるだろう。
7. 身体的・物理的・環境的な要因、また動機や症候上の要因によってグループ課題に関与できない人々は、集団精神療法に適した候補者とは言えない。
8. 理想的には、グループは自我の強さに関しては同質性を反映し、対人的問題に関しては異質性を反映するように構成するのがよい。

第4章
事前準備

- 事前準備の意義
- 事前準備の目的
- 治療同盟の確立
- クライエントの不安の軽減
- 情報の提供
- 目標についての合意
- 方法と手続き
- 影響と効果
- 強力な効果
- 中程度の効果
- 最小限の効果

事前準備の意義

　　事前準備が、メンバー候補者や結果的にグループ全体にとって非常に有益であることは、集団精神療法の文献において強い一致をみている（Rutan & Stone, 2001; Burlingame et al., 2002; Yalom & Leszcz, 2005）。メンバーの準備は、すべての治療グループによい効果をもたらすという熟練臨床家の意見は一致し、研究知見からも認められている。しかし、どのぐらいの準備が理想的なのか、グループとメンバーが具体的にどのように準備することが効果的なのかについては、さまざまな意見がある（Piper & Ogrodniczuk, 2004）。

　　推奨される治療法に従うことを促す介入が治療の成功率を向上させることは、ヘルスケアサービスにおいて広く認識されていることである（Sapolsky, 2004）。一方、期間（短期または長期）、現場（入院または外来）、理論モデル（認知的または心理力動的）を問わず、すべての集団治療で事前準備はよい効果をもたらすことが報告されている（Budman et al., 1996; Rutan & Stone, 2001; MacKenzie, 2001）。そのため、この効果に寄与する共通の要員を確認することは有益である。事前準備は、グループや個人療法のすべての形態に備わった、すべての理論に共通した精神療法のやり方の典型であり、また精神療法がもたらす変化の過程を理解しようとする研究の典型なのである。効果的な治療の前提として必須なものは、治療（作業）同盟の3つの構成要素、すなわち目標に関するクライエントとセラピストの合意、課題に関するクライエントとセラピストの合意、クライエントとセラピストの絆の質からなっていることも広く認識されている（Luborsky, 1976; Bordin, 1979; Horvath, 2000）。適切な事前準備とは、このような必須事項を満たすことをねらうものである（Rutan & Stone, 2001; Burlingame et al., 2002; Yalom & Leszcz, 2005）。

事前準備の目的

　　準備の作業で達成すべき目的については、実証的エビデンスと熟練臨床家による意見の一致の両方から多くの合意が得られている（Rutan & Stone, 2001, & Burlingame et al., 2002; Piper & Ogrodniczuk, 2004; Yalom & Leszcz, 2005）。これらの目標は次の4つのカテゴリーに分類される。
- 治療同盟のはじめの一歩を固めること
- 治療グループに参加することについての初期不安や誤解を減らすこと
- クライエントがインフォームドコンセントを行えるように、集団精神療法に関する情報と教示を提供すること
- グループリーダーとメンバーとの間で、治療の目的について合意を形成すること

治療同盟の確立

　　同盟と成果に正の相関関係があることについては、膨大な実証的エビデンスがある。その成果（Martin et al., 2000）によれば、事前準備が同盟の初期確立と後の凝集性に重要な役割を果たしていることが強調されている（Rutan & Stone, 2001）。また、事前準備面接はグループリーダーとメンバー候補者の治療同盟の初期確立を促進するだけでなく、リーダーがその関係を活用してグループや他のメンバーとの絆をさらに促進する機会を与える（Burlingame et al., 2002）。集団精神療法の確かな効果についての科学的裏づけを強調することは、「集団精神療法は経済的な二流の治療法だ」という懸念を和らげるのに役立つだろう。また、治療に対する期待を明らかにすることは、参加者とセラピストの合意と期待を育むことにも役立つものである（Burlingame et al., 2004）。

　　グループにおける同盟発達の初期段階とは、グループメンバーがリーダーとの間で体験する相互的同一化が共有されることであ

る（Yalom & Leszcz, 2005）。準備段階で同盟を確立しようとしている間、通用するものなら何でも利用すること、そしてそこで得たことを用いてグループの凝集性とメンバー間の同盟を促進することが推奨されている（Burlingame et al., 2002）。グループを準備する人とグループリーダーは、同じ人物であるべきだろうか。事前準備をする人物がグループを担当することになるセラピストであるかどうかについて、実証研究の論文中では必ずしも明らかではない。しかし、治療同盟は治療の比較的早い段階で形成され、あとの治療的成果の予測因子となることが明らかにされているため（Hartley & Strupp, 1983; Horvath, 2000）、多くの文献では、準備を行うセラピストとグループを担当するセラピストは1人の同一人物がよいと推奨している（Rutan & Stone, 2001; Yalom & Leszcz, 2005）。

クライエントの**不安の軽減**

　グループに参加することはストレスフルであり、不安を喚起するものである（Rutan & Stone, 2001, Yalom & Leszcz, 2005）。そのため事前準備の主な目標は、グループ体験を明確化したり、偏見や過度な期待を取り除いたりして、参加予定のメンバーがグループ参加時に通常体験する不安を調節することである。不安に気づけないメンバーのためには、グループで反治療的なやり方や感情を行動化しないように、事前準備で不安にもっと気づけるようにするのがよい（Rutan & Stone, 2001）。グループに入ることについての不安は普遍的で本質的なものであるため、事前準備は、グループの目標、課題、役割、方向が明瞭でないために引き起こされる医原的な外的不安を取り除く助けになるのである（Yalom & Leszcz, 2005）。

情報の提供

　集団精神療法とはどのように役立つものかを簡潔に教示することで、グループリーダーとメンバーが果たすべき役割について

理解するための枠を与えられる。情報は誤解を修正し、集団精神療法に対する非現実的な期待を和らげる。また、共通の障害を見いだすことは、グループ発達の促進に役立つ。そのため、自己開示、対人フィードバック、守秘性、グループ外接触、終結についての制限事項といったことを含んだ適切なグループ参加についての大事な面をすべて明瞭にしておくとよい（Yalom & Leszcz, 2005）。出席、時間厳守、薬物を摂取してグループに出席すること、サブグループを作ること、セッションとセッションの間に他のメンバーと関わりを持つことなどを含め、効果的な集団精神療法のために必要な規範を説明しておくのがよい（Burlingame et al., 2006）。グループの守秘性とメンバーの匿名性の保護については、特に注意を払わなければならない（Salvendy, 1993; Rutan & Stone, 2001）。個人療法と比較して、集団精神療法における守秘性の限界については慎重に話し合わなければならない。というのも、同じグループのメンバーがグループで開示された個人情報の守秘性を保護するように義務づけた法律はないからである。さらに情報の伝達、交換については、並行処方のセラピスト間でのこと、あるいは薬物治療のモニタリング規定[訳注12]に従って行われるものにまで合意を得ておくべきである（Leszcz, 1998）。

目標についての合意

　事前準備は、合意した目的と期間での定期的な出席、料金、グループへの参加についてクライエントのインフォームドコンセントと約束を得る機会であり（Beahrs & Gutheil, 2001）、通常は口頭で、時に書面で行われる。準備面接において「今ここで」起こっている相互過程を入念に検討すれば、クライエントの対人パターンを見いだすことができる。このことはクライエントの目標を明確に

訳注12　第9章「並行治療」を参照のこと。
訳注13　処方された薬物の効果を定期的にチェックすることを求める規定。医師や薬剤師が行うが、マネージドケア制度のもとでは、より頻繁なモニタリングが必要とされている。

するのに役立つのみならず、対人的なやりとりを通して学ぶという、治療グループの目的作業にかなった体験的な準備にもなる（Yalom & Leszcz, 2005）。グループでの経験を予測したり、起こりうるよい影響と悪い影響の両面を査定するための試みを行ってもよい（Salvendy, 1993）。

方法と手続き

　事前準備の目標については一致した見解が多く見られるが、その目標の達成のために推奨される方法は多様である（Burlingame et al., 2002; Piper & Perrault, 1989）。

- セッション時間は1時間以下で、セッション数は1から4セッションまでさまざまである（Piper & Perrrault, 1989）。
- 準備が行われる設定は、1度に1人だけ会うというものから、2人以上と実際の事前準備グループで会うというものまで、さまざまである（Yalom & Leszcz, 2005）。
- 情報の伝え方は通常、受動的なやり方からもっと能動的な、つまり行動的、認知的、体験的要素を含んだ相互作用的なやり方まで、さまざまにある（Burlingame, et al., 2006）。4つの一般的な方法の組み合わせがある。すなわち、(1)文書による方法、(2)口頭での方法、(3)視聴覚的な方法、(4)体験的な方法、である（Piper & Perrault, 1989）。
- 受動的な手続きには通常、教示、モデルや例を用いた認知的な情報伝達、観察を通した代理学習の機会を与えるというものがある（Rutan & Stone, 2001）。
- 能動的、相互作用的な手続きには、体験、ロールプレイ、集団精神療法のビデオを見て話し合うといった短期構造化治療による行動リハーサルや、体験的要素により重きを置いたものまである（Piper & Perrault, 1989）。
- 能動的な方法と受動的な方法を組み合わせることで、最も効果

的な結果が生み出される（Leszcz & Yalom, 2005）。
- グループが初めての人や、現在進行中のグループに参加する新規メンバーには、手続きを柔軟に変えるなどの特別な配慮を推奨したい（Salvendy, 1993, Yalom & Leszcz, 2005）。例えば、グループが現在取り扱っている問題に、新規メンバーがついていけるように助けることは有効だろう。
- クライエントの文化に適合するように準備作業を整えていくことは、また別の重要事項であろう（Laroche & Maxie, 2003）。

影響と効果

　事前準備が治療におけるいくつかの要因を大いに強めるというエビデンスがある。その一方で、やや影響を受ける要因、ほとんどあるいはまったく影響を受けない要因があるという指摘もある。

強力な効果

　事前準備がもたらす効果についての最も強力な実証的エビデンスは、メンバー維持と出席に関するものである（Piper & Perrault, 1989）。事前準備は、グループの凝集性のより迅速な発達、グループ課題や目標からの逸脱の減少、出席率の増加、メンバー減少（ドロップアウト）の低下、不安の減少、目標、役割、行動をよりよく理解すること、効果的な治療様式としてグループを一層信頼すること、と関連しているというエビデンスがある（Burlingame et al., 2006）。クライエントが感じるグループの魅力は、グループのメンバー維持を強めるというエビデンスもある（Burlingame et al., 2002）。

中程度の効果

　治療過程の改善（対人的開放性と自己開示の増加）、凝集性の

向上、作業同盟の改善、探索的作業の増加は、実証研究によるエビデンスによって一般に支持されている。事前準備はその分量と関連しているようである。すなわち体験的、情動的に強烈な準備セッションが多いほど、肯定的な影響を生み出しやすくなるのである（Yalom & Leszcz, 2005）。事前準備は初期のリーダー主導によるグループ構造が持つ有益な効果と関連している。その効果が今度は他の促進的グループ過程や有益な成果を予測するものになっていくのである（Burlingame et al., 2002）。

最小限の効果

　　準備は、メンバー候補者に治療の効果があがるようにグループにより長く居続けることを保証する。しかし準備それ自体が成果に重大な影響力を持っているわけではない。準備と成果にあまり関連がない点はいくつかの要因によって説明できるだろう。すなわち、定期的に参加することは治療の成功を収めるために必要な要素であるが、参加だけでは不十分である。また、1、2回の準備ミーティングという初期の1つの出来事は時間の経過に伴ってその力を失うだろう。また、治療が進展していく中で、より強力な他の変数（グループメンバー構成、グループリーダーの技能、凝集性、メンバーの特性と治療との相性）のほうがより大きな影響を与え、その結果、はるかに有力な影響を治療成果にもたらすことになるだろう。とはいえ、たとえ準備の効果について説得力のある証拠がなかったとしても、事前準備に費やすこの比較的小さな作業は、明らかに時間を投資する価値のあるものだという意見は明瞭に一致している（Piper & Ogrodniczuk, 2001）。

要　約

1. 実証研究も熟練臨床家による見解も、事前準備の価値を認めている。
2. 効果的な準備は、治療同盟を促進することを通してその効果を示す。
3. 効果的な準備は、クライエントの不安を調節し、インフォームドコンセントを得られるような情報を与えるものである。
4. 効果的な準備は、集団精神療法の目標と課題に関するセラピストとメンバー候補者の間の合意を促進する。
5. 準備の方法は、受動的なものから能動的なものまで、教育的なものから体験的なものまでさまざまにある。
6. 集団精神療法への準備が十分できたクライエントは、そうでないクライエントと比べて有意義に参加し、推奨された治療法に従う傾向が強く、治療を中断してしまうことがはるかに少ない。

第5章
グループ発達

- グループ発達を理解することの意義
- グループ発達のモデル
- 発達段階
- 形成期／前親和期
- 動乱期／権力・統制期
- 活動期／親和期
- 遂行期／分化期
- 別離期／分離期

グループ発達を理解することの意義

　すべてのグループは時とともに変化し、進化する。治療グループも同様である（Arrow et al., 2004; Worchel & Coutant, 2001）。グループ発達の知識は、メンバーの行動が個人的な事柄を反映したものなのか、グループ発達上の問題を反映したものなのかを見分けるのに役に立つ。さらに、メンバーがグループ発達上の問題に直面したときにどのように対処するのかを正しく理解すれば、そのグループの発達段階に特有な特定の介入を組み立てやすくなる。

　グループ発達に関する問いは、共同作業に従事しているグループに関する力動をル・ボン（LeBon, 1910）とフロイト（Freud, 1959/1922）が理論化した後に現れはじめた。それ以降、どのように「グループがグループになる」かについて描いたモデルが多数発表されるようになった。これらのモデルは全般的に、発達は体系的に生じ、各位相や段階を通して進んでいくという見解を有している。例えばベニスとシェパード（Bennis & Shepard, 1956）は、依存と相互依存というわずか2つの段階のモデルを描いたが、ベック（Beck, 1974）は9つの段階で成り立つモデルを描いた。発達過程が直線的（つまり、段階は一定不変の連続的パターンに沿って前進的に生じる）なのか、周期的に循環する（つまり、グループはある段階もしくは特定の問題を、ある間隔おきに、またはある状況下で繰り返す）なのか、または直線的パターンと周期的パターンの混合なのか、によってモデルはさまざまである（Mann et al., 1967）。例えば、メンバー間の凝集性と関係性は、前進的かつ直線的に増加していく傾向にある（MacKenzie, 1994）。一方、困難と解決の過程は、かなり一定の周期で循環するだろう（Worchel, 1994）。ビオン（Bion, 1961）のよく知られている基底的想定グループ（依存、闘争－逃避、つがい、作動）という描写は周期的発達モデルの代表である。

訳注14　「位相（phase）」と「段階（stage）」は、ここではほとんど同義として用いられており、この部分以外はいずれの語も「段階」と訳した。あとに出てくる「～期」は、実際には「～段階」と同義だが、通常用いられている語をそのまま用いることにした。

第5章　グループ発達

　発達モデルの多様性は、集団精神療法アプローチのさまざまな形態、構造、グループ構成をも反映している。外来患者グループを実施するときは、セッションの頻度や期間だけでなく、オープングループなのかクローズドグループなのか、時間制限なのかオープンエンドなのかを含めたパラメーターを定めなければならない。このような変数の1つひとつが、グループ発達に影響を及ぼすのである。例えば地域で行われるサポートグループのように、進行中に新規メンバーが加わったりやめたりするオープングループは、クローズドで行われる洞察志向の対人関係的グループと同じ段階を経て発達することはないだろう。ある段階は飛び越されるかもしれないし、単に起こらないだけかもしれない。同様に、固定メンバーのオープンエンドグループでは、固定メンバーの期間制限グループよりも周期的なパターンをより現しやすくなるだろう。グループ構成が違えば、例えばメンバーの性別を同質にするか異質にするかによって、各発達段階の期間が変わってくるというエビデンスもある（Verdi & Wheelan, 1992）。

グループ発達のモデル

　マッケンジー（MacKenzie, 1994）は、グループ発達のほとんどのモデルに当てはまる4つの仮説に注目した。1つ目は、グループは規則的かつ観察可能なパターンで発達するので、近い将来に起こるグループ行動のパターンを予測することができる、というものである。グループの発達状況を理解すれば、セラピストはメン

訳注15　オープングループ（open group）とは、メンバーがグループを離れればその分を補充していく、いわば「終わらないグループ」のことを指している。

訳注16　クローズドグループ（closed group）とは、グループの途中でメンバーの入れ替えのない、始まったときと同じメンバーで一斉に終わるグループを指している。

訳注17　パラメーター（parameter）とは、選択された設定条件を意味する。携帯電話を例にとれば、着信音の種類、音量、ディスプレイの画像、明るさなどなどが変数であり、利用者が設定条件を選ぶ。そこで選ばれた「着信音＝ライディーン」「音量＝3」などの各設定条件や設定値がパラメーターである。同様に、「頻度＝週1回」「時間＝90分」「期間＝無制限」「性別＝男女混合」などのような設定条件が治療グループのパラメーターである。

バー間相互作用の成熟度を知ることができよう。しかし、このような観察では長期的な結果を予測できないという側面もある。2つ目は、標準的な形で発達しているすべての治療グループにおいては同じ発達的特徴が現れるだろう、というものである。このことは、類似した構造、形態、メンバー構成を持つグループにおいては当てはまるだろう。しかし、臨床上の背景やグループの特徴が異なれば、グループの発達に影響を及ぼすことになるだろう（Arrow et al., 2004）。例えば、ほとんどのモデルが第2段階に衝突（conflict）が出現すると仮定しているが、女性のみで構成されたグループの場合、衝突が生じるのはずっとあとで、安全感と信頼感が十分確立されてからだとする見解（Schiller, 1995）もある。

3つ目は、発達は漸成的であり、後の発達段階はそれより前の発達的危機をうまく切りぬけたあとに続いて起こる、というものである。しかしながら、メンバーが予期しないやり方でやめたり、死を迎えたりといった突然の変化を経験することがあると考えるならば、このような一定不変の段階的前進というのはありえない。そのため、あるグループにとって発達は徐々に増加していくものと言うより非連続的なものかもしれない。もっと以前には、すべての、とまではいかずともたいていのグループは、発達途上で1度以上の危機や衝突の期間があると仮定され、それは「抵抗」（Klein, 1972）や「動乱期（storming）」（Tuckman, 1965）のようにさまざまに特徴づけられるとされていた。だが、自己組織化するシステムを説明するためのカオス理論の登場によって、理論家たちはグループ発達の各段階には成長危機をくぐりぬける移行がもともと内包されていると主張するようになった（Garland et al., 1973）。

ほとんどのモデルにおける4つ目の仮説は、グループでの相互

訳注18　漸成的（epigenetic）：あらかじめ発達の過程が定められているわけではなくさまざまな環境的要因の影響を受けながらしだいに発達が進んでいくという意味。

訳注19　抵抗の概念が単なる負の力を指すのと対照的に、より高次の秩序を自律的に作り出していくための必然的な過程として危機を位置付けているところにこの視点の意義があると言える。

作用の複雑性は時間とともに増加するが、時折、発達の初期段階に戻るといった退行や可逆性を示すことがある、というものである。この仮説は、グループが十分な期間継続すれば生じる自然な成熟を意味している。しかし、可逆性の問題は議論の余地がある。グループの発達早期に起こった問題や衝突が再び起こるかもしれないにしても、それを乗り越えていくのは早期発達段階からの移行によって得られた技術や経験を用いるからである（Brabender, 1997）。

発達段階

　多くのグループ発達モデルが提出した段階の数や名前はさまざまだが、共通性を見いだすことはできる（Wheelan et al., 2003）。タックマン（Tuckman, 1965）、ガーランドら（Garland et al., 1973）、ホウィーランら（Wheelan et al., 2003）のモデルに準拠した5段階連続モデルの概要を以下に示す。

1．グループ過程の開始時において、グループは「形成期（forming）」（Tuckman, 1965）、あるいは「前親和期（preaffiliation）」（Garland et al., 1973）である。その焦点は「依存と包摂（inclusion）」[訳注20]（Wheelan et al., 2003）にある。メンバーは不安を経験し、適切な行動についてグループリーダーから指導を求め、ためらいがちに自己開示し感想を伝え合うのである。
2．グループがひとたび定着してくると、「反依存と逃避」（Wheelan et al., 2003）に特徴づけられる段階、すなわち「権力と統制」（Garland et al., 1973）の問題にまつわる衝突によって特徴づけられる「動乱期（storming）」（Tuckman, 1965）に入る。メンバー間の競争と衝突、グループの安全感とリーダーの権威に関する不安がこの段階における共通の関心事である。リーダーが直面化することで、メンバーの団結と開放性は強まる。グルー

訳注20　包摂（inclusion）：グループの中に多様なものを受け入れること

プ発達の多くの理論は、権威と地位についての衝突は本物の凝集性と協力の出現にとって必須であると指摘している。

3．「活動期（norming）」（Tuckman, 1965）、あるいは「親密期（intimacy）」（Garland et al., 1973）と呼ばれる3つ目の段階では、グループ課題と作業過程に関する意見の一致が生じてくる。グループは「信頼と構造」（Wheelan 2005）、凝集性と開放性を示しはじめるのである。

4．「遂行期（performing）」（Tuckman, 1965）、「分化期（differentiation）」（Garland et al., 1973）、「作業期（work）」（Wheelan et al., 2003）と呼ばれる4つ目の段階は、成熟した生産的なグループ過程と個人の違いの表現によって特徴づけられる。グループは治療作業に集中することができ、メンバーは率直にフィードバックを交換することができる。もしグループが期間制限形式だったり、あるメンバーがこの段階でやめる準備をしていたりしたら、幻滅と失望の要素が現れるかもしれない。

5．最後の段階は、個人メンバーのことかグループ全体のことかにかかわらず、終結の問題と関連している。「別離期（adjourning）」（Tuckman, 1965）と「分離期（separation）」（Garland et al., 1973）に関連する心配は痛みに満ちた感情を生じさせたり、葛藤、防衛と成熟した作業の間の揺れ動きを生じさせたりする。グループから将来独立していく準備をしたり、メンバーがお互いに感謝したり、グループ経験について感謝したりすることが最後の数セッションを特徴づけている。

グループ発達についてのさまざまな研究は、一般にタックマン（Tuckman, 1965）のモデルとの一致を示している（Kivlighan, McGovern, & Corrazini, 1984; Maples, 1988; Stiles et al., 1982; Verdi & Wheelan, 1992; Wheelan & Hochberger, 1996）。マッケンジー（MacKenzie, 1994, 1997）の4段階モデル（契約段階、分化段階、対人作業段階、終結段階）[訳注21]はタック

[訳注21] 契約段階（engagement）分化段階（differentiation）、対人作業段階（interpersonal work）、終結段階（termination）。

マン（Tuckman, 1965）が見いだした活動期と遂行期を合わせたものであり、治療グループではグループ規範の発達と個人の適応への注目は、同時に起こる傾向があると考えられるためである。上述の5段階のそれぞれについての詳細をリーダーの役割や推奨される介入などとともに以下に述べる。

形成期／前親和期

　ここでは、メンバーが近しい関わり合いに対して接近－回避的行動をとる特徴があり、親密性を特徴とするやりとりが見られることはまれである。メンバーはグループについての不安、アンビバレンス、不確かさを仄めかすだろう。リーダーへの依存は高く、それがグループ状況からの「回避」風土と交互に生じる。自己開示と治療目標の伝え合いが次第に起こるが、せいぜいためらいがちなものである。そこでのリーダーの態度は主として教育的なものである。すなわち、グループの目的とセラピストの役割を明確にし、グループ作業とメンバー参加のための指針を提供しなければならない。扱い方としては、リーダーは対人距離の調整をする一方、信頼感をもたらし、メンバーが個人目標を見いだすのを助け、メンバー間の共通点を見いだすのがよい。それによって、グループの相互作用がより構造的で予想可能なものになっていくのである。

動乱期／権力・統制期

　メンバーはここで、情動的に関わりはじめる。リーダーの権威と「コンテイナー」としてのグループの安全感が要求される。メンバーが上下関係を作ろうとするときに、サブグループが現れる。衝突と否定的な敵意感情の表現がよく見られる。リーダーの仕事は、グループが安全かつ成功裡にこの段階を乗り越え、よい作業同盟がメンバーの間に形成されるようにすることである。つまりグループの目的とメンバーの共通目標を再確認できるように動き、

グラウンドルールと期待を強固なものにし、グループ凝集性とメンバー間の対人学習を促進しなければならない。扱い方としては、リーダーは否定的感情表現を引き出し、メンバーが衝突を発見して解決することを助け、発達途上にあるグループの潜在能力を明らかにするのがよい。グループの目的と一致しない行動は必要であれば直面化しなければならない。ただし、個人に特定役割のレッテルを貼ったり、サブグループを固定視したりすることは避けねばならない。

活動期／親和期

　グループが前の段階の衝突をうまく乗り越えられたら、メンバーの信頼感、関与、協力への動機が増し、グループ行動の規範は確立されたものになっていよう。この構造とともに、グループはより自由なコミュニケーションとフィードバック、そしてさらなる凝集性と開放性によって特徴づけられる。リーダーシップ機能はメンバー間に分散する。つまり、リーダーはあまり重要でなく、さほど活動的でなくともよくなるのである。扱い方としては、リーダーの介入は支持と直面化のバランスを維持することを目指すのがよい。リーダーの主な課題は、フィードバックについての作業過程や洞察を促進しつつ、現在展開しているやり方で問題解決を促進することである。この段階でメンバーがプロセスから脱線したように見えるときには、以前の発達的問題と再び向き合っているという可能性もあることに注意が必要である。

遂行期／分化期

　グループは成熟に達し、相互援助のための創造的システムとして機能している。その一方でグループの強さと限界についてのメンバー間の認識が一層明確なものになる。その過程で相互依存と個人の差異について率直な表現と受容が目立ってくる。グループ

にいられることや、グループ活動そのものが期限のあるものだということに触れたとき、そのアンビバレンスがワークスルーされれば生産的なものになるだろうが、回避されたりサブグループが再び作られたりするならば防衛的なものになるだろう。リーダーの関心は、グループが自分たちで運営していくことにある。介入レベルで言えば、リーダーはメンバー間の共感を促進し、メンバーが個人の違いを認め、それを展開していくことを助けるのがよい。また、メンバーレベルの問題とグループレベルの問題の両方に焦点を当てる介入を活用するのがよい。

別離期／分離期

　終わりが見えてくると、グループは湧き上がる悲しみ、不安、怒りを経験する。グループが心理的支えの源になっていた場合にはとりわけ、治療の終わりを深い対象喪失として経験する。問題や症状が再発することもある。生産的な作業と否認や逃避のような防衛的な試みとが交互に起こる。加えて、将来の方向性や、治療過程を継続したり、得たことを維持したりするための計画を語ることもある。この段階では悲しみと感謝の両方の表現がよく見られる。リーダーの主な作業は、感情表現を助けるとともに未完の仕事に対して注意を向けることである。グループ経過の体系的な振り返りと評価を促し、グループが終わったあとの計画を立てるよう励まし、別れを告げる作業に関与するよう促さなければならない。後者の活動はきわめて重要な課題である。というのは、終結が適切に行われない限り、治療で得たものが消えてしまう可能性があるからである（Quintana, 1993）。

要　約

1. グループ発達は、5段階モデルが適切だという強い意見の一致がある。
2. 最初の形成期は、依存性と包摂の問題を扱う段階である。リーダーはメンバーを（グループの目的、活動、参加者の役割について）教育することを目指し、信頼感をもたらし、共通点に光を当てねばならない。
3. 2つ目の動乱期は、権力と地位の問題およびそれに関連した衝突の解決に関わる段階である。リーダーは安全かつ成功裡に衝突の解決を推進し、グループ凝集性を高め、対人学習を促すことを目指さなければならない。
4. 3つ目の活動期は、信頼感が確立され機能的グループ構造（規範）が成立した段階である。リーダーは初期作業過程の促進を目指し、介入は支持と直面化のバランスを取るのがよい。
5. 4つ目の遂行期は、成熟し生産的なグループ過程と個人的差異の表現に特徴づけられる段階である。リーダーの目的はグループが最適な生産的レベルで機能し、メンバーの個性に光を当てることにある。
6. 最後の終結期は、分離の問題、グループの経験の振り返り、グループを終えることへの準備を行う段階である。リーダーは別れを告げることについての感情の表出を促進したり、グループの未完の仕事に注意を払ったりすることを目指さなければならない。

第6章
グループプロセス

- 序
- 社会システムとしてのグループ
- 作業、治療的・反治療的プロセス
- グループ全体
- 分割とサブグループ
- ペア、カップル
- 個々のメンバーとリーダーの役割

序

　グループプロセスの定義は非常に幅があるものの、一般にはグループ内、とりわけ参加者間の関係様式の進展、展開について何が起こっているのかということを指している (Beck & Lewis, 2000; Yalom & Leszcz, 2005)。これらのプロセスは、観察できるレベルと推論されるレベルの両方で起こる。観察できるプロセスは、言語的なもの（例えば、話の内容、表現された感情）と非言語的な行動から構成されており、非常に具体的な分析レベルから抽象的な分析レベルまでさまざまに概念化され、操作的に定義されている (Beck & Lewis, 2000 参照)。推論されるグループプロセス、すなわち潜在的なグループプロセスは、個々の参加者、二者関係、サブグループ、グループ全体によって作り出される意識的および無意識的な意図、動機、願望、欲求を指している。これらのプロセスは、適応的で作業に基づいた治療目的に役立つこともあれば、防衛的で作業を回避するような抵抗のほうに力を貸してしまうこともある。グループプロセスを探求していくことは、集団精神療法の非常に重要な機能である。それは主に、対人的なやりとりが起きる場、成長に適した治療的社会システムとしてのグループそれ自体の適切な発達と、他者と関わりを持つ自己 (self in relation to others) についての個々のメンバーの学習の両方に貢献する。これらこそ集団精神療法において治療的変化をもたらす機序なのである。

社会システムとしてのグループ

　治療グループを、グループサイコセラピストが運営する社会システムと捉えると有益な視点が得られる。グループサイコセラピストの役割の主な機能は、メンバーが心理的作業を行う内的空間を持てるようにすることであり、関係的で作業志向のグループバウンダリーを監視し、守ることによって、グループを安全で一貫性のある信頼できるコンテイナーとして体験できるようにするの

である（Cohn, 2005）。また文献では、確立された治療バウンダリー、治療的枠組み、グループ契約、すなわちグループを運営するために定められた規範に含まれる期待や、目に見える構造的取り決めを歪めようとするグループ全体の顕在的行動と潜在的なグループプロセスの多くが説明されている。これらのプロセスのごく普通の例としては、グループの課題を巧妙に変化させること（「課題が流れてしまうこと」として知られている）、時間厳守や定期的な出席（時間バウンダリー）というグラウンドルールに反する行動化、守秘性（空間バウンダリー）、作業への抵抗（作業役割バウンダリー）が挙げられる。このようなプロセスは課題の達成を妨げ、危険にさらすおそれがある。セラピストが反治療的な力を調整し、肯定的な力を強化していけるように、これらの顕在的、潜在的なグループプロセスを理解することは一層重視されてきている（Lieberman, Miles & Yalom, 1973; Ward & Litchy, 2004）。このことは、グループプロセスを検討することが通常の治療作業の一部とみなされないような種類のもの（例えば、認知行動療法グループ [Bieling et al., 2006] や心理教育グループ [Ettin, 1992]）であっても重要である。

作業、治療的・反治療的プロセス

　反治療的で反グループ的なプロセスが優勢になることがあるため、セラピストはグループの目的や目標といった一次課題について、そしてそれをどのように達成するかについてはっきりした考えを培い、維持することが重要である。グループ参加者個人とグループサイコセラピストにとって何が治療作業なのかを明確にしておくことは特に有益である（Newton & Levinson, 1973）。すなわち、セラピストは作業指向のプロセスと、治療作業に抵抗し回避し防衛するプロセスとを区別できなければならない。作業に従事するグループの能力は治療成果と直接関連しているので（Beck & Lewis, 2000; Piper & McCallum, 2000）、作業を非作業プロセスとの弁証法的

関係の中で考察するべきである。また、参加者が耐えられるペースで治療的進歩を成し遂げるというバランスに苦心しなければならない。さらに、グループやグループの状況、そしてグループリーダーが持っている破壊的な力をコンテインしたりワークスルーしたりすることで、創造的成長や治療的変化が生じうるのだということを理解すべきである（Nitsun, 1996）。

　作業プロセスは、特定の精神療法の学派や理論的枠組みによって定義され、その営み全体に指針を与える（例えば、心理力動的理論が説明するのは隠れた葛藤の解釈である）。また凝集性や治療同盟のような共通治療プロセス、非特異的治療プロセスによっても定義される。ここに、治療成果の予測因子としてかなりの実証的支持と臨床理論的支持を獲得してきた、2つの汎理論的プロセスがある。すなわち、対人学習という治療要因の中心にある対人フィードバック（Burlingame et al., 2004; Yalom & Leszcz, 2005）と、個々のグループメンバーとセラピストとの間の治療同盟（Joyce et al., 2007）である。その他、肯定的成果を促進する上では中程度だがいくらか実証的支持を得ているグループプロセス変数として、凝集性とグループの情動的風土がある。

グループ全体

　グループ全体のプロセスとは、独特な心理的構造体としてのグループでの諸行動やそれについて推論される力動を指している。凝集性は、臨床理論の文献でも実証研究の文献でも最も広く議論されているグループ全体のプロセスである。凝集性という用語の概念定義や操作的定義は、さまざまに異なっている（Dion, 2000; Burlingame et al., 2002）。しかし一般に、お互いの個人的性質によって、またグループや一次課題（前節の治療機序を参照）に一緒に取り組んでいることで生じるメンバー間の情動的な絆を指している。凝集性は、しばしば個人精神療法における治療同盟概念と同義とみなされる。そして治療同盟と同様に、治療成果全体に影響を与

えるグループプロセス変数である。一方で、グループ凝集性が誇張された形態も指摘されている。すなわち、塊状化（massification, Hopper, 2003）、融合（fusion, Greene, 1983）、一体性（oneness, Turquet, 1974）、脱個体化（deindividuation, Deiner, 1977）、汚染（contagion, Polansky et al., 1950）、グループ思考（groupthink, Janis, 1994）のような現象から、集合化（aggregation, Hopper, 2003）、断片化（fragmentation, Springmann, 1976）、個体化（individuation, Greene, 1983）、反グループ（anti-group, Nitsun, 1996）まで、さまざまに説明されている。いずれも、グループを重要な治療的作業から逸らしてしまう要因である。そのため、セラピストはメンバーの情動的な絆や関与の性質をよく観察して、関係性や交流への欲求と自律性や分化への欲求との、弁証法的バランスを実現できるように援助すべきである。

　凝集性というレベルを超えて、グループ全体が肯定的な（例えば、興味をそそる）特質か否定的な（例えば、葛藤的な）特質か（MacKenzie, 1983; Greene, 1999）という幅でメンバーの心に知覚され、体験され、表象されることもある。これらの特質は課題達成に影響するのでアセスメントする必要がある。グループは保護的で、ホールディングやコンテインする能力を持った「よい母親」のように体験されるかもしれないし（Scheidlinger, 1974）、あるいは個人を巻き込み、滅ぼし、貪るような「悪い母親」として体験されるかもしれない（Ganzarain, 1989）。このような、どの社会にもある投影プロセスで生じる対照的なグループイメージについては、臨床理論的検討が重ねられ、今や精緻な説明が可能になっている。一方、防衛的で作業回避的な欲求を助長する恐れのある共謀的なグループプロセスの諸形態も見いだされている。例えば、ビオン（Bion）の依存、闘争−逃避、つがい基底的想定（Rioch, 1970）や順番が固まったコミュニケーションパターンへの退行は、メンバー間で不安が共鳴しているような状況で現れてくることが多い。この退行的プロセスは優先順位の高い課題として解釈や直面化によって扱う必要がある（Yalom & Leszcz, 2005; Ettin, 1992）。もっと作業への関心を向けさせ、防衛的行動を少なくさせるためである。

分割とサブグループ

グループによって引き起こされた不安に対処するために、グループは「私たち」と「あの人たち」、すなわち「内」と「外」の分極化を生じさせたり、自身の否定的側面を、他のメンバーと共謀して他の部分に外在化する投影プロセスによって分割を生じさせたりする（Agazarian, 1997; Hinshelwood, 1987）。これらの内的な手立ては、概して作業達成を破壊してしまう防衛的解決と考えられ、グループサイコセラピストが扱うことが避けられないだろう。

ペア、カップル

グループでのペア形成（Rioch, 1970; Kernberg, 1980）は、奥底にある抑うつ感情や他の不穏な感情に対してグループ全体に働く原始的な防衛プロセスであるだけでなく、エディプスレベルや神経症レベルの願望や緊張の再演や再燃を意味していることがある。そのような力動は、治療的枠組みをすべて崩壊させてしまうグループ外での（性的な、あるいはそれ以外の）接触やグループ内でのエナクトメントによって行動化されるおそれがある。探求、解釈、直面化を通して、このような破壊を生みかねないプロセスに注目する必要があるだろう。

個々のメンバーとリーダーの役割

スケープゴート（Horwitz, 1983; Moreno, 2007）のほか、スポークスパーソン、英雄、困難患者（difficult patient, Bogdanoff & Elbaum, 1978; Rutan, 2005）のように、理性を欠いた偏った人物の役割を取るメン

訳注22　スポークスパーソン（spokesperson）：グループ全体が秘めている欲求や感情を代表して語るメンバー役割のこと。
訳注23　英雄（hero）：権威者（セラピスト）のリーダーシップがメンバーを圧迫するものだと捉え、反抗して解放しようと試みるメンバー役割のこと。

バーが現れるときには、グループ現象として注視する必要がある。これらの役割は、欲求やその欲求を満たしている個人のパーソナリティからだけでなく、個人とグループの間の共謀的行為化、共構成、相互的投影同一化からも生じるのだということを理解することは重要である（Gibbard, Hartman, & Mann, 1974）。さらに、そのような独特な役割は「すべて悪い」とか破壊的だというのではない。というのも、彼らは言葉にしがたい強い情動を話し、他者の受け入れがたい側面を行為化することでグループを活気づけ、希望の感覚を生み出すことさえあるほど、グループ全体にとって重要な役割を担っているからである（Shields, 2000）。

　合理的な作業リーダーとか治療グループという社会システムの運営者としての機能を超えて、セラピストの役割は集合的な投影プロセスや共有転移によって、すべてよく、理想化された特質か、すべて悪く、迫害的な特質（Kernberg, 1998; Slater, 1966）かのどちらかを付与され、反治療的な逆転移を行為化してしまう危険にさらされる。グループの投影物をコンテインすることを通してセラピストの逆転移を扱うことは、治療成果と関連がある（Powdermaker & Frank, 1953 参照）。しかしグループ状況で逆転移を扱うことは、個人療法のときよりも困難であると思われる。なぜならば、セラピストには複数のメンバーたちが共有した転移感情を向けるからで、またその作業が公共的性質を持っているためである。そのため、特に自分の情動反応がセラピストとしての規範に収まりきらないときには、それらに注意を向け、治療を展開しながらその情動反応の根源を探求し続けようと粘れれば素晴らしい。これらの反応がセラピストの内的世界（「主観的逆転移」）から出てくるのか、あるいは社会的環境や対人相互作用から誘発されたのか（「客観的逆転移」）を区別することが重要である（Counselman, 2005）。逆転移の扱いでは自己覚知と自己ケアが必須であり、コセラピストやスーパーバイザー／コンサルタントとの定期的なコンサルテーションが非常に有益だろう。

要　約

1. グループプロセスとは、グループ内の、とりわけ参加者の間の関係様式の展開と進展について起こっていることを指している。

2. 治療グループは、グループサイコセラピストを運営者とした社会システムである。セラピストの主要機能は、メンバーが心理的作業を行える内的空間を持った安全なコンテイナーとしてグループを体験できるようにするために、グループの作業志向バウンダリーをモニターし守ることである。

3. セラピストは、作業志向プロセスを作業からの抵抗、回避、防衛と区別できる必要がある。セラピストは、(グループやグループの状況、そしてグループリーダーが持っている)破壊的な力をコンテインしたり、ワークスルーしたりすることで、創造的成長や治療的変化が生じうることをよく理解しておくべきである。

4. 凝集性は一般に、お互いの個人的性質のため、またグループや一次課題に一緒に取り組んでいるために生じるメンバー間の情動的絆を意味している。それはしばしば個人精神療法における治療同盟概念と同義と見なされ、一般に治療的成果につながるグループプロセス変数である。

5. グループの投影プロセスをコンテインすることを通してセラピストの逆転移を扱うことは、治療成果と関連している。逆転移の扱いにおいては、自己覚知と自己ケアが必須であり、コセラピストやスーパーバイザー／コンサルタントとの定期的なコンサルテーションが非常に有益だろう。

第7章
セラピストの介入

- セラピストの介入の4機能
- 運営機能
- 思いやり
- 情動的刺激
- 意味帰属
- クライエントの自己覚知の育成
- グループ規範の確立
- セラピストの透明性と自分を用いること

セラピストの介入の4機能

　セラピストの役割を定義する方法について文献を見渡すと、長年にわたるさまざまな議論が見受けられる。最も優れた論文の1つは、リーバーマン、ヤロム、マイルズ（Lieberman, Yalom, & Miles, 1973）が、グループとセラピストの機能について総合的に研究したものである。彼らは、自分たちが研究したグループを「エンカウンターグループ」としているが、実際には伝統的な意味で治療グループ（例えば、精神分析的、交流分析的、ゲシュタルト）に該当するものを、そうでないもの（Tグループ、「エスリン（"Esalen"）」[訳注24]、人間成長）とともに扱っている。また、彼らが研究したグループの中では本来の治療グループはいくつかしかなかったにもかかわらず、すべてのグループが参加者に対して治療的であることを目的としていたのである。彼らは基本的な統計手法として因子分析を用いてグループリーダーの4つの基本的な機能を見いだした。すなわち、「運営機能（executive function）」、「思いやり（caring）」、「情動的刺激（emotional stimulation）」、「意味帰属（meaning-attribution）」である。この仕事は30年以上前に行われたものだが、グループサイコセラピストが心を傾けなければならないさまざまな物事について考察するためのスキーマで、これ以上のものは今も開発されていない。

運営機能

　「運営機能」とは、グループのパラメーターを決めること[訳注25]を指す。つまり、ルールや制限を設け、時間を管理し、グループがなんらかの逸脱をしたときに調整することである。これらの機能はすべて、さまざまな形態の「バウンダリー管理」として理解できる。グループを作るときにはバウンダリーを設けることになるが、

訳注24　カリフォルニアのエスリンで行われた人間性解放のためのグループ。
訳注25　第5章の訳注17を参照。

これらのバウンダリーの維持はセラピストが常に注意せねばならない優先課題である。グループがうまくいっているときには、この問題についてすべきことはほとんどないだろう。しかし有能なグループサイコセラピストならば、バウンダリーを維持するように用心深く、また必要なときはいつでもバウンダリーについて話ができるようにしているにちがいない。セラピストが注意しなければならないバウンダリーのリストの一部を示すと、メンバーシップ（誰がいて誰がいないのか）、時間（いつグループが始まって、いつ終わるのか、時間厳守が問題になっていないか）、テーマ（グループが重要なことに注意を向けているか。もしそうでなければ、そのことについて何ができるか）、感情表現（情動表現のしかたは治療的作業を促進しているか）、不安のレベル（不安レベルが低すぎず高すぎないよう調整する）が挙げられる。効果的な運営機能は、よい集団精神療法にとって必要不可欠であり、それを通して効果的な治療的作業が行われる舞台が設けられるのである。

思いやり

「思いやり」とは、グループメンバーの幸福感や、彼らが受けている治療の効果に関心を持つことを指している。このことは非常に重要である。なぜなら、セラピストはグループメンバーがどのようにお互いに関心を持って関わっていくのかの雰囲気を決めるからである。グループメンバーは互いに役立つことに関心を持つのだという最も重要な理解がなければ、グループは失敗し、破壊的になってしまう。これは、メンバーがお互いに怒ったり、批判的なフィードバックをしたりしてはいけないということではなく、人々はお互いに助けになるよう取り組むものだという信頼が、常になければならないということである。このことが問題になっているとセラピストが感じるときには、それを扱わねばならない。グループメンバーの心の中に信頼を立て直す方法を見いだせるか

どうかが命運を左右する。グループメンバーは役に立とうとひたむきになっていて、批判的フィードバックさえもその表れなのだ、とクライエントが感じられることが不可欠である。このようなやり方によって、メンバーは初めてグループを信頼することができ、各メンバーとグループ全体との陽性の治療同盟が発展することの必要性を感じられるのである。有益な治療作業は、各メンバーとセラピストを含む（セラピストに限定されない）グループとの間の、確固とした陽性の治療同盟なしには起こりえないのである。

情動的刺激

「情動的刺激」とは、感情、価値、個人の態度の表現を発掘し、促進しようとするセラピストの試みを指している。もちろん、メンバーたちが求められたやり方で作業するために、持てるエネルギーと能力のすべてを注ぎ込んで、セラピストをほとんど求めないグループもあるにはある。しかしこの方向で動いていくために、突っつき（prodding）、モデリング、橋渡し（bridging, Ormont, 1990）などのセラピスト主導の介入が必要なグループもある。治療グループが適切に働くのは、治療的対話に情動がこもると同時に、程よくコントロールされているときである。そういうときは、今ここでのやりとりを通じて、自分自身と他者についてグループで学んだことの内省に戻ることができるからである。

意味帰属

「意味帰属」とは集団治療の認知的側面を指しており、メンバーたちが人生上の事柄を変えるために何をするかというだけでなく、自分自身、お互い、グループの外側の人々を理解する能力を発展させるようにすることを意味している。ここで、理解の展開や「洞察」は情動的に中立の経験ではない、と述べておきたい。洞察が大変有益なときというのは、それがクライエントにとって

情動的に非常に重要な事柄に集中しているときである。それゆえに情動的迫力があるのである。洞察はセラピストの解釈によって促進されるかもしれないが、それがグループ場面で展開される唯一のやり方というわけではない。メンバーたちも洞察を促進するようにお互いにコメントするからである。セラピストはグループがこのように働いていくように積極的な役割を演じることもあろうが、セラピストがそうしなくても複数のメンバー間で自発的に起こることもある。

　セラピストの基本的機能（運営機能、思いやり、情動的刺激、意味帰属）はすべて有意義で重要である。いくつかの機能に大いに注意を向けなければならないグループもあれば、ほとんど注意しなくてよいグループもある。重要なことは以下の点である。まず、グループはバウンダリーが適切に維持されることで効果的に働くと保証するリーダー活動の健康なバランスが必要だということ。また、メンバーがセラピストや他のメンバーに心から思いやってもらえる環境にいるのだと感じられること。そして、情動に満ちたやりとりを行うことと、グループの中で起こっていることについて、内省したり学んだりすることとの間を行き来する能力があること、である。上記の4つのセラピストの基本機能に加えて、現代のグループサイコセラピストは、治療に関連した以下の点を考慮して生産的に扱っていかねばならない。

クライエントの**自己覚知**の**育成**

　「洞察」という用語の意味については多くの誤解がある (Castonguay & Hill, 2006)。精神分析の文献では、たいていの洞察は「発生的」洞察と呼ばれるものを指している。つまり、過去のある側面が現在にどのように影響しているか理解することである。実際これは洞察の1つの形であるが、唯一というわけではない。集団精神療法は、とりわけ参加者が他の形態の洞察を発展させていくことに役立つ。すなわち、他のメンバーたちがそのメンバーからどのよ

うに影響を受けるのかとか、他のメンバーたちの何がそのメンバーに特定の反応を引き起こすのか、というものである。これらの形態の洞察はより力動的で、対人フィードバックを与えたり、もらったりすることで発展する「対人学習」の諸要素だと考えられる（Yalom & Leszcz, 2005）。

グループ規範の確立

　グループサイコセラピストは、メンバーが知りたいと思っている教訓的な情報を与えるというような直接的な意味で「教える」わけではない。しかしながら、セラピストは治療を形作るグループ規範を確立し強化しなければならない。グループ規範は自発的に発達するときもあれば直接的な介入を必要とするときもある。このため、対話のやりとりがメンバーにとって治療的になるように方向づけることもあるだろう。グループリーダーは、どのようにしてこれを達成するのであろうか。それには以下のようなやり方がある。まず、何に反応し何を無視するかを選ぶこと。また、追求する価値が大きいと思う質問をすること。そして、特定の方法で関わり合うように励ますこと、である。もちろんグループサイコセラピストの試みが反対されたり無視されたりすることもあるだろう。しかし、通常グループはセラピストが試みようとする対話の「方向づけ」と一致した形で相互作用するようになるものである。なぜそうなのであろうか。それはグループサイコセラピストの言葉が、客観的な意味でも転移に基づくという意味でも、セラピストとして権威を持っているためにメンバーの言葉とは重みが異なるからである。

　グループサイコセラピストがグループに生じさせたいと望むやりとりのモードの主なものは、対人フィードバックの交換である。このことは通常セラピストが次のように質問することで始められる。「パトリシアがドンに質問したやり方について皆さんはどう思いますか」とか、「なぜリンダの遅刻について誰も何も言おう

としないのでしょうか」とかである。やがてグループはこのような促しのやり方を身につけ、セラピストが突っつかなくてもお互いに反応しはじめるのである。

　対人フィードバックの交換は、セラピストが自分に向けられたフィードバックに対して適切な反応のモデルになることで促進されることがよくある。その目標は、メンバーたちが反射的にフィードバックを受け入れたり拒絶したりすることではなく、そのような他者からのフィードバックをできる限り正直に熟考するようになることである。

　このように、セラピストにフィードバックがあったとき、あるいはセラピストがそれを求めたときは、できる限りオープンで、非防衛的であろうと努めるのがよい。認めるべきことがあるときは認めるべきである。仄めかされていることの妥当性がわかりかねるときはそれを言葉にする必要もあるが、防衛的に拒絶したわけではなくむしろ正直に熟考したことなのだという意味合いで伝えるのがよい。よくあることだが、メンバーのフィードバックがセラピストの見方と異なることがある。セラピストの見方はあくまで1つの見方なのだと認めるべきであり、メンバーからのフィードバックを「間違っている」と拒否することと区別すべきである。

　効果的な集団治療のもう1つの重要な構成要素は、個人、サブグループ、グループ全体のテーマを明らかにするために「今ここで」を用いることである。このことは先に挙げた原則と同様に、やがて今ここでの現象に注意を払えるようにグループを動かしていく介入をセラピストが行うことで成し遂げられる。その瞬間に起こっていることに対してメンバーがどのように反応しているのかとセラピストが問うときは、それがどの時点であっても、今ここでの現象に注意を向けるようにグループを方向づけているということなのである。メンバーがお互いにどのように関わっているか、セラピストにどのように関わっているのかについて話すことは、誰もが感じる不安のレベルを有益な方法で増大させる。「有

益な」というのは、その不安が学びの機会をはるかに迫力あるものにするということである。生育歴上の経験についての語り合いに価値がないと言っているのではない。よく機能しているグループではグループ外の現在の生活と、生育歴上の材料と、さらに今ここでの現象の探求とのバランスが健康的なのである。さらに、今ここでの現象の探求は言語レベルに制限されないということに注意を促したい。人は非言語的コミュニケーションを通して自分のことをさまざまに伝えている。そのようなコミュニケーションは集団治療場面でははっきりと捉えられる。それが生じたときにコメントすることで、セラピストはグループを再び治療的な方向に向けているのである。

セラピストの透明性と自分を用いること

　集団精神療法は比較的公共的な形態をとった治療であり、参加観察者としてのセラピストが、個人療法よりも自分をさらすことになることは広く認識されている。グループサイコセラピストの役割と技法に関して意見の分かれる問題として、セラピストの透明性の問題と治療の中でどのように自分を用いるべきかというものがある（Kiesler, 1996; McCullough, 2002; Yalom & Leszcz, 2005）。セラピストは自分自身について何を表すべきなのか、何をプライベートなままにしておくべきなのか。これには次の2つの原則がとりわけ重要である。すなわち、セラピストは自分について明かすことで不快を感じるような事柄は表に出すべきではないということ。また、セラピストが個人的自己開示をしてよいという唯一確かな決め手は、それがその瞬間のグループ作業を促進するという確信だということである。

　セラピストには自分について表に出す用意があるものの中にも、出しやすいもの出しにくいものといった閾があるだろう。ラックマン（Rachman, 1990）は、「思慮深い」自己開示（話の詳細は適切なレベルにあり、焦点はあくまでクライエントにとどまっている

もの）と「過剰な」自己開示（自己を誇大に見せるストーリーで、焦点はセラピストに移ってしまっているもの）を区別した。注意を要するのは、グループサイコセラピストが自分を語るのには数多くのやり方があるということである。それは次のようなものを含むが、それに限られるということはない。すなわち、身体の姿勢、声の抑揚、衣服の着方、オフィスのしつらえ方、料金やその他の取り決めごとの扱い方、人々への接し方、である。これらすべては、すべての人間がしている諸々の「メタコミュニケーション」である。われわれはいつでも自分について何かを伝えている。よいグループサイコセラピストであるならば、自分が何を伝えているのか気づいているものである。グループサイコセラピストは、自分たちのアイデンティティのさまざまな側面を引き出す多様な人々と、同時に、しかもグループメンバーの面前でやりとりしているのだから、個人療法のセラピストよりも自分を「さらして」いるのである。

　セラピストの自己開示がグループ外での経験についてメンバーに語るということに及ぶこともあろう。うまくいけば、それはある特定の時点で話し合われていることに関して光を当てるものになるだろう。また別のときには、グループの誰かについての経験を説明することにもなるだろう。グループメンバーの行動や対人的影響についてのフィードバックは、とりわけグループにとってフィードバック作業のモデルになる。クライエントに恥をかかせたり非難したりすることなく建設的な方法で行われるならば、大変有益なものになるだろう。セラピストと当該メンバーが陽性の治療同盟を築いていて、かつセラピストが怒りや傷つけたい願望ではなく関心や心配を示すようなやり方でフィードバックを与えるならば、この種の介入はその人のためだけでなくグループ全体にとってきわめて有益なものになるだろう。

要　約

1. セラピストの介入は、個別のものを統合した一連の行為からなっており、それらのバランスがよく取れているときには大変効果的である。また、それらはグループ作業の規範を確立させるものでもある。
2. セラピストの運営機能は、グループの調整やそのバウンダリーの制御を意味している。
3. セラピストは直接的にメンバーを思いやり、それがグループメンバーにとって思いやりのモデルになる。
4. セラピストは、グループで情動を活性化する上で重要な役割を果たす。
5. 情動の活性化は、グループメンバーの個人経験にとっての意味帰属を伴うことが理想である。
6. これらの行為は、クライエントの学習と洞察の獲得に貢献する。
7. セラピストは自己開示を思慮深く用いることで、大きな治療的影響を与えられる。

第8章
逆効果の低減と集団精神療法の倫理的実践

実践と倫理的コンピテンス

職業的倫理――原則、規定、ガイドライン、州法規

グループプレッシャー

記録を取ること

守秘性、バウンダリー、インフォームドコンセント

二重関係

治療過程のモニタリングによる逆効果の防止

実践と倫理的コンピテンス 訳注26

　すべての人に集団精神療法の効果があるわけではないことは明らかである。実際、治療的集団は、心理的苦痛を受けることを含めて、クライエントによっては逆効果の直接的要因になることがある（Yalom & Leszcz, 2005）。専門職の実践として期待されるのは当然、効果を最大限にし、逆効果を最小限にする良質な治療をしっかり提供することである。この姿勢は、グループ場面に倫理的基準をうまく適用させるような価値、道徳、行動傾向を内在化したシステムを反映したものである（Brabender, 2002, 2006; Fisher, 2003）。倫理的コンピテンスを達成していくために必要とされるのは、実践に関連する専門的ガイドラインや連邦法、州法、判例法に関する知識の習得（Hansen & Goldberg, 1999）だけでなく、そうした基準を適用する動機と技術も含んでいる（Beauchamp & Childress, 2001）。社会的教育と専門的教育を通して得られる臨床的知識と道徳的性質は、倫理的なケアの提供に不可欠である（Jordan & Meara, 1990）。

　倫理的意思決定についての卓越した枠組みはグループリーダーの助けになる。ハースとマルーフ（Haas & Malouf, 2002）は、まず情報収集をし、それから行動方針を明確に記述していく「包括的二段階モデル」（comprehensive two-phased model）を提唱している。情報収集段階においては、グループのすべてのメンバーとリーダーを含む利害関係者は、個々に倫理的ジレンマの影響を受けるであろうという認識を持って倫理的問題を発見し明瞭化すべきである。情報収集には、意思決定へと導く基準を持つかどうかの判断も含まれる。確立した基準のない状況（例えばウェブサイトやEメールを通じたグループメンバーのコミュニケーションに関連したジレンマ）や倫理原則（ethical principles）と倫理規定（codes of ethics）が対立している状況では倫理原則の同定が先決である。そして意思決定を助けるために、他に代わりとなる倫理的原則があるかど

訳注26　倫理的コンピテンス（ethical competence）とは、単にスキルや知識を持っているというのではなく、それを専門家として倫理的な規範に従って適切に用いることができる能力を指している。

うか判断する。この判断に続いて、グループリーダーはさまざまな行動のとりうる帰結を挙げてみて、これらの行動を次の3つの明確な基準を用いて評価するのである。

1．その熟慮された行動方針は、影響を受ける当事者の希望を満たしているか。
2．その熟慮された行動方針は、新たな倫理的問題を引き起こさないか。
3．その熟慮された行動方針に、実行可能性はあるか。

職業的倫理——原則、規定、ガイドライン、州法規

　倫理原則は基本的な規定の体系と見なすことができる。倫理原則は元来「こうでありたい」という理想であって強制的なものではないが、倫理規定は行動命令であり構成員に徹底的な職業的遵守を求めるものである。アメリカ心理学会（APA, 2002）やアメリカカウンセリング学会（ACA, 1997）が刊行している倫理規定は、会員を代表して職能団体が制定したものである。倫理ガイドラインもまた職能団体によって定められたものだが、すべての起こりうる状況に対する明確な指示を提供する代わりに、職業的行動のガイドとなるようなものを提供するものである（Forester-Miller & Rubenstein, 1992）。例えばアメリカ集団精神療法学会は心理学、カウンセリング、ソーシャルワーク、精神医学、その他関連領域の専門家にとって有益な倫理ガイドラインを提供する親組織である（AGPA, 2002）。別の組織を見ると、グループワーク専門家協会（ASGW: Association for Specialists in Group Work）は、倫理ガイダンスを『最善の実践のためのガイドライン』（*Best Practice Guidelines*, 1998）と『訓練標準（*Training Standards*)』（2000）の付録として掲載している。このように、グループリーダーは自分が実践を行う州の法律や規則、そしてそれぞれの大学や資格団体の制限要因の範囲内にとどまらねばならないのである。

グループプレッシャー

　グループが人格変化の強力な触媒になりうるということは、グループがクライエントの幸福感に対してリスクを負っていることも意味する。コトラー（Kottler, 1994）は、グループワークが有害な状況を生む危険性があるため、グループリーダーとしての倫理的自覚の開発が重要であると主張している。それには以下のことが含まれている。

- （メンバー間のやりとりでの）言語的虐待は、個人療法よりグループの中で起こりやすい。
- グループリーダーが、グループの内外でメンバー間に起こることに影響を与えようと統制する力は限定的なものにすぎない。
- メンバー選定とスクリーニング過程が不十分だった結果、集団精神療法において生産的に作業する能力が高くないクライエントたちをグループに導入してしまう恐れがある（第3章「クライエントの選定」、第4章「事前準備」も参照）。

　ローバック（Roback, 2000）も同様に、「グループ逸脱者」になる見込みが高く、グループからの破壊的、敵対的、拒否的な反応から保護するための積極的介入が必要になると予想される高リスクメンバーを早期に発見することによって、リスク-利益分析[訳注27]を改善することを推奨している。臨床的グループに関する文献にはグループ逸脱の体系的な研究がほとんど見いだせないが、このトピックは社会心理学的文献において注目を集めてきた（Forsyth, 2006）。残念なことに、社会心理学の論文は異質なタイプのグループ（例えば、クライエントからなる治療グループとは相容れない、大学

訳注27　リスク-利益分析（risk-benefit analysis）とは、ある状況に伴うリスクと利益を比較して評価することである。この場合、グループに導入することによって生じるリスクと、グループから得られるだろうことを比較して、導入するかどうかを判断する手続きを指している。

生からなる類似グループ）を研究しており、臨床家に与えるものがほとんどない。しかし近年、臨床的グループでの逸脱や悪化の研究が以前よりも見られるようになってきた（Hoffman et al., 2007）。また、高リスクのクライエントを発見してドロップアウトや他の逆効果を防ぐために、実証研究に基づいたメンバー選定用具が使用されることもある。適切な用具を用いることはAGPAの『COREバッテリー改訂版』の中でも推奨されている（Burlingame et al., 2006; MacNair-Semands, 2005a）[訳注28]。

　治療グループで見いだされるプレッシャーには、スケープゴーティング、辛辣で有害な直面化、不適切な再保証もある（Corey & Corey, 1997）。熟練したリーダーは、孤立による害を減らすために、嫌われるような見方や感情にもなんらかの理解や同意を声に出すようメンバーを促して、サブグループに内在する力を活用することでスケープゴート作りを回避するように助けるのである（Agazarian, 1999）。例えばシステム志向アプローチ（Agazarian, 1999）では、リーダーがこうした力を有効に使って健康な治療的成長を進展させるように方向づける。逆効果を低減させる助けとなる別のやり方として、グループメンバーの脆い部分を発見したり、メンバーに良し悪しの判断よりも行動を描写するよう促したりといったことがある。またグループメンバーは誰でも、残らなければという威圧や不当な圧力を受けることなく、いかなるときでもグループから離れる自由があることを教えておくべきである（Corey et al., 1995）。問題となりうるリーダー行動として、過度に対決的なやり方でメンバーが自己開示するように圧力をかけるとか、ダメージを与えたり辱めたりするおそれがある体験が生じているとき介入し損ねるとかいうことがある。社会的に孤立していたり、人生上の大きな困難を抱えていたりするメンバーは、グループ場面で自己開示したあとに逆効果が起こるリスクが特に高い（Smokowski et al., 2001）。リーダーは、グループでの力、統制、地位

[訳注28] 第3章、第4章を参照。

を誤用する危険性を意識しておくべきである。それを踏まえた臨床家側の予防的行動として、職業的孤立の回避、アカウンタビリティ（説明責任）を果たしてほしいという要望に応えること、逆転移に対する自己内省、コンサルテーションやスーパービジョンを求めることなどがある（Leszcz, 2004）。

記録を取ること

　　クライエントの記録は一義的に言えばクライエントの利益のために取られるものである（APA, 1993）。しかし、さまざまな目的のために有益なことである。臨床記録は、第三者機関からの支払いを受けるための要件となる証拠書類のもととなったり、他職種が必要とするする可能性のある実践概要のもととなったり、法的義務を果たしたりするためのものである。守秘の必要性とクライエントの過程を正確にたどる必要性のバランスをとることについてクノース（Knauss, 2006）が推奨するのは、プログレスノート[訳注29]をクライエントの問題に関する判断や意見よりも、事実に焦点を当てた客観的な行動上の用語で記述することである。その上で、なぜどのように介入したのかを記して、記録の中で「考えを口にする」ことを試みることも勧められている（Gutheil, 1980）。これを実践すると、プログレスノートは必ず患者の幸福感への積極的関心を反映しているものになるだろう（Doverspike, 1999）。また、各メンバーの診断プロフィールを発展させたり、メンバーごとの個別ノートをつけたりすることも重要である。ただしこの個々人の記録には他のメンバーの名前を記入してはならない。他のメンバーの守秘性を侵害することになるからである。

　　また、新規クライエントの治療導入作業の一部として過去の記録を得る試みを治療記録に残しておくことも適切と言える。臨床的介入を理由や効果と併せて記録しておくこともまた賢明である。

訳注29　治療の過程を記録したノート。プロセスノートとも呼ばれる。

さらに、概してコンサルテーションを求める意志は、高いレベルのプロフェッショナリズムの表れであるから、同様に臨床記録に残すべきである。

守秘性、バウンダリー、インフォームドコンセント

　セラピストはメンバー同士の守秘性の保護の問題についてグループメンバー候補者と話し合っておくべきである。というのは、守秘性はグループ場面の多くの状況で保証されなかったり、守られなかったりすることがあるからである（Slovenko, 1998）。集団精神療法における守秘性は倫理に基づいた考えであって、法律的基盤がほとんど、あるいはまったくないことが多いということを認識しておかねばならない（Forester-Miller & Rubenstein, 1992）。イリノイ州のようないくつかの州では守秘義務に関する患者同士の機密特権[訳注30]が法的に認められているが、多くの州ではそうではない。そのためグループメンバーとのインフォームドコンセントの一般的方法としては、メンバー同士には機密特権がないことの説明や他のメンバーが誰かを明かすことなく治療上の進歩を関係者と話す際のやり方を記した「グループ守秘性同意書」に同意のサインをもらうことである。守秘性同意書のサンプルは文献に掲載されている（Burlingame et al., 2005; MacNair-Semands, 2005b）。守秘性を侵害した場合には除籍することがあると定めているセラピストも多い（Brabender, 2002）。それに同意してもらうことで治療の構造が守りやすくなり、さらには、精神療法グループのメンバーと外でつき合わないことに関してのインフォームドコンセントや、さらに必要があればリーダーやメンバーとのいかなる外部接触についても、次のグループセッションで報告することも含めたインフォームドコンセントが得やすくなる（MacKenzie, 1997）。

　集団精神療法のインフォームドコンセントには、集団精神療法

訳注30　患者同士で交わされた情報を機密にすることができる権利のこと。

で起こりうるリスクと利益、さらに他の治療の選択についての話し合いが含まれている（Beahrs & Gutheil, 2001）。他に考慮すべき事柄としては、身体接触、時間厳守、料金、贈り物、リーダーの自己開示などに関するグループで期待される行動である。バウンダリー交差[訳注31]は、通常の言語行動からは逸脱しているがクライエントを傷つけない行動を意味する。一方、バウンダリー侵犯（boundary violation）はクライエントへの明らかに有害な、または搾取的な犯罪的行為を意味する（Gutheil & Gabbard, 1998）。治療の枠を壊す行動の意味理解に取り組みながら、一貫してバウンダリーを維持することがきわめて重要である。しかし、特定の文脈においては適切で治療的であると思われるバウンダリー交差をも断固として拒否してしまうと、治療関係に有害な影響をもたらすこともあろう（Barnett, 1998）。明確で公平で安定した請求と支払いの方針は、また別の明瞭なバウンダリーをグループに与えるであろう（Shapiro & Ginzberg, 2006）。

二重関係

　集団精神療法で二重性が現れるのは、セラピスト同士が学会の同僚関係にあったり、スーパービジョン関係にあったり、グループメンバーやリーダー（たち）が外の社会的状況で接触していたり、セラピストとクライエントの間に多面的な役割が存在したりする場合である。集団精神療法に携わるこの専門家には二重関係の危険性について重大な盲点があると議論されてきた（Pepper, 2007）。例えば、グループカウンセリングに特に関連する二重関係について触れた倫理規定がある。アメリカ心理学会の倫理規定は、訓練の一部として義務的な集団精神療法に参加している学生

訳注31　バウンダリー交差（boundary crossing）とは、明らかな侵犯とは言えないきわどいものを指す。境界線を踏む、もしくは片足が境界線を越えてしまった状況がバウンダリー交差で、両足とも（すなわち身体全体が）境界線を越えてしまった状況がバウンダリー侵犯だとイメージするとわかりやすいだろう。

をその治療に関わった大学教授が評価してはならないと強調している（Standard 7.05, APA, 2002）。これらの流れに沿って、ペッパー（Pepper, 2007）はグループ臨床家がトレーニンググループのあとで同僚になったり、専門的関係を持ったりするときに生じる二重関係問題に注意を促している。また倫理ガイドラインでは、クライエントが個人と集団治療を並行して受ける際に、グループリーダーが個人セッションで得た機密情報をグループ場面で明かさないよう慎重を期すことを推奨している（Fisher, 2003）。さらに、文化的に多様なグループで仕事をするセラピストに対しては、二重関係についての規定を思慮深く解釈することを勧めたい。というのは、多文化的なレンズを通して見たとき、その規定は新しい側面を呈することになるかもしれないからである（Herlihy & Watson, 2003）。

治療過程のモニタリングによる逆効果の防止

　グループサイコセラピストは、形式ばらないやり方でメンバーの治療経過をモニターし、自分自身の知覚を踏まえてグループ介入を調整することがしばしばある。しかし研究報告では、治療経過をたどって正式な手続きを取れば、大きな効果があがることが示されている。なぜなら、どのクライエントが逆効果を経験する危険性が高いかについて、正確な予後アセスメントを行うのは臨床家には難しいからである（Hannan et al., 2005）。より詳しく言えば、臨床家にはどのクライエントが逆効果を経験するのかを同定するのが難しい期間があるというだけではない。クライエントの経過について現実のデータが定期的に臨床家に提供されれば、逆効果が有意に低減する、という個人療法での貴重なエビデンスさえある（Lambert et al., 2005）。治療による悪化を防ぎ、結果をよりよく予測することを目標として治療をモニターすることは、児童や青年にも適用されて成功を収めており（Burlingame et al., 2004; Kazdin, 2005）、実際に起こってしまう前に逆効果になりそうなことを発

見すれば、治療の再調整の機会が得られるということが確認されている。これは、エビデンスに基づく治療アプローチに取り組むことの明瞭な実例である（Hannan et al., 2005）。

『COREバッテリー改訂版』（Burlingame et al., 2006）は、グループプロセスと個人メンバーの経過の両方をたどるための、重要で、実用的な測定用具のセットを臨床家に提供している。この方法を予備的に適用してみたところ、臨床家の役に立っただけでなく、グループメンバーからよく受け入れられたことが確認されている（Wongpakaran et al., 2006）。

第 8 章　逆効果の低減と集団精神療法の倫理的実践

要　約

1. 倫理的コンピテンスを達成するには、実践に関連する専門的ガイドラインや、連邦法、州法、判例法に関する知識の習得が必要である。
2. ドロップアウトや他の逆効果を防ぐために、高リスクのクライエントを発見するための実証研究に基づくメンバー選定用具を用いることができる。選定用具の長所についてはAGPAの『COREバッテリー改訂版』(Burlingame et al., 2006) に収録されているので参照されたい。
3. 治療は、診断、推奨される治療、治療の理由についての明確な意見表明とともに開始しなければならない。
4. セラピストは、メンバーについてそれぞれの治療ノートを取るべきである。その際、メンバー個人のノートには他のメンバーの名前を決して記入すべきではない。
5. グループメンバーのインフォームドコンセントに際しては、守秘性の限界を説明し、メンバーが他のメンバーが誰かを明かすことなく自身のグループ内体験を関係者と話し合う際のやり方を記した「グループ守秘性同意書」に署名をもらうことを含んでおくとよい。
6. リーダーは、グループでの力、統制、地位の誤用の危険性を意識すべきである。危険なリーダー行動としては、メンバーを不当に圧迫して情報を自己開示させようとしたり、メンバー間でダメージを与える恐れのある体験が起こっているときに介入しなかったり、ということがある。
7. 標準化されたアセスメント用具で治療経過をモニターすることで、成果が好ましくないと予想されるメンバーを発見し、治療再調整の機会を作り出すことができる。

第9章
並行治療

- 並行治療の意義とリスク
- 集団と個人の並行療法
- 集団精神療法と薬物療法の組み合わせ
- 12ステップグループ

並行治療の意義とリスク

　独立した治療形態としての集団精神療法の効果は十分明らかにされているが（Burlingame et al., 2004）、集団精神療法のクライエントは一般に、個人療法、薬物療法、12ステップグループといった治療を並行して受けているだろう。グループサイコセラピストは治療の相乗効果、相補性、促進、連鎖の機会を認識して、これらの治療形式を適切に統合することを目指さなければならない（Paykel, 1995; Nevonen & Broberg, 2006）。諸形態を統合していく原理を明確にしておくことが、最大の効果を保証するためには有効である。治療の統合によって集団精神療法で治療されるクライエントの範囲も広がり、クライエントの選択や自律性も尊重することができる（Feldman & Feldman, 2005）。しかし治療を組み合わせることにはリスクもある。2つ目の形態が冗長で不必要な場合、あるいは後述のように最初の治療と矛盾していたりする場合は禁忌となる（Rosser et al., 2004）。並行治療における個人療法は、グループメンバーが重要な題材を扱うときに体験する圧力を下げてしまうので、集団精神療法の濃度を下げてしまうかもしれない。また、多くのメンバーが個人療法に参加している場合、グループへの関与の度合いが低下してしまうこともあるだろう（Davis et al., 2006）。

集団と個人の並行療法

　集団精神療法と個人療法は概して等しい効果がある（McRoberts et al., 1998）が、その成果に至る機序やセラピストの意図は異なっている（Kivlighan & Kivlighan, 2004; Holmes & Kivlighan, 2000）。集団精神療法は対人関係や相互作用を強調する傾向があるのに対して、個人療法は精神内界を強調する傾向がある。そのためこれらの共同実施は効果的だろう。コンジョイントセラピー（conjoint therapy）は集団と個人でセラピストが異なる状況を指すが、コンバインドセラピー（combined therapy）では1人のセラピストが両方の治療を

行う (Porter, 1993)。コンジョイントセラピーはたいていすでに行われている個人療法の上に集団精神療法を足して、複数の治療設定の力、すなわち成熟の機会、転移対象、観察者と解釈者を加えることでその治療力を高めるのである (Ormont, 1981)。2つ目の治療を加える理由を明瞭にし、リファーするセラピスト、グループサイコセラピスト、クライエントの間で治療目的について同意しておけば、治療の成功可能性が高まる。個人療法に集団精神療法が加えられるのは、二者的、精神内的な事柄から対人的、多人数的次元への移行、対人技能獲得の促進、精神療法の活性化のためである。集団精神療法に個人療法が加えられるのは、中途でグループを終わらせかねないクライエントを支えるため、あるいはグループで明らかにされた心理的問題により絞り込んだ対応が必要になったため、などだろう (Yalom & Leszcz, 2005)。2つ目の治療をただ加えるだけでは最初の治療への抵抗を除く可能性が低く、ワーキングスルーの回避を助長してしまう恐れもある。

　コンジョイントセラピーが最も機能するのは、クライエントがグループサイコセラピストと個人療法家の間で適宜情報交換をすることについてインフォームドコンセントをし、両方をよく信頼して作業することの重要性を認識し、扱うべき素材をそれぞれの場に適切に持っていく責任を引き受けているときである。個人療法家とグループサイコセラピストが互いに敬意に満ちた協働をすれば、競争心、ライバル心、逆転移、さらにはどちらかの治療法を蝕もうとするクライエントの理想化の分割と投影、価値下げは減少する (Ulman, 2002; Gans, 1990)。両セラピストが相互尊敬と開かれた対話を持つのは時間のかかることだが、それによって治療の効果が高まるのである。逆にセラピスト間のコミュニケーションが失敗すれば、結局、両方の精神療法を台無しにしてしまうことになる。

　集団精神療法と個人療法のコンバインドの場合は、1人のセラピストが両方を行うので、コンジョイントセラピーよりも完全かつ直接的にクライエントの情報を得ることができる。集団精神療

法の中で嫉妬心を刺激したり、クライエントの立場が対等でなくなったりする危険性を減らすために、この点においては同質グループであるべきである。コンジョイントセラピーとコンバインドセラピーにおける頻度は、お互いの都合で決定されるだろう。ともに週1回であったり、集団精神療法は週1回で個人療法はさまざまな頻度であったり、ということがある。治療の終結は個人、集団とも同時または順次になされるだろうが、それぞれの治療で終結に十分に取り組むよう留意するべきである。

　2つの治療の間でクライエントの情報をどう扱うかということは、治療上の課題である。最もよい扱い方は、両設定の間を橋渡しするクライエントの責任を強調することだろう。セラピストは最大限の思慮と判断に努めるべきだが、両方の治療をまたがない絶対的な守秘性は保証できない（Lipsius, 1991; Leszcz, 1998）。どちらかの場面で重要な素材を話すことが難しければ、それをクライエントの核心的問題を理解する機会として捉えるのが最もよい。その行き詰まり感は重要な治療的機会となるだろう。すなわちセラピストは各治療のエッセンスを保持し、それぞれの作業を深めるために両者の間にあるポイントを詳細に探索するのがよい。セラピストはクライエントに適切だと思われるほうで素材を話すように励まし、それを通してクライエントが両者の間を扱えるように支援し、促進するよう努め、介入する際に少しずつ増えていた推論が不要になるとき、ついにその話題を持ち出すようになるだろう。このように、この種の抵抗のワーキングスルーは、たいてい単に自己開示を成し遂げる以上の治療的価値があるのである。

集団精神療法と薬物療法の組み合わせ

　グループサイコセラピストの多くは、薬物療法を必要とするクライエントをグループに抱えているが、その投薬は多くの場合、

訳注32　メンバー全員が同じセラピストに個人療法を受ける形式とする、という意味。

慢性うつ病、慢性気分変調、病的人格、抑うつ的問題の治療のためである (Stone et al., 1991)。未治療のうつが精神療法の行き詰まりの原因になることが多く、抗うつ薬を適切に使用することで精神療法へのハンディがなくなり、その問題についての心理治療を行う機会を得ることができる (Salvendy & Joffe, 1991)。一方、急性期後の集団精神療法は患者のレジリエンスを改善し、再発を引き起こす脆弱性を軽減する対人的、認知的技能を提供して薬物効果を高めるだろう (Segal et al., 2001)。

グループサイコセラピストが薬の処方者である場合、グループ場面を見るだけでは抗うつ薬のモニタリングの精度について疑問が残るだろう (Rodenhauser & Stone, 1993)。このため、投薬のモニタリングのための面接を別途行うのがよい (Salvendy & Joffe, 1991)。同僚に薬の処方とモニタリングを任せるのもよいだろう。

2人の治療者が関わる状況では連絡についての明瞭さ、クライエントに対する責任、クライエントにとっての薬物処方医の近づきやすさといった要素が効果的治療の可能性を高める (Segal et al., 2001)。治療者はそれぞれしっかりと相手に伝え、相互に尊敬し合い、心理学的次元のケアと生物学的次元のケアの両方を十分評価する感覚を持って働くべきである。職種間連携的実践は、この種の相互性と協働に基づくものでなければならない (Oandasan et al., 2003)。すでに効果を上げている精神療法に薬物療法が付け加えるものはほとんどない場合もあることを認識する上でも、薬物療法の目的を明確にしておくことが有益である (Rosser et al., 2004)。

投薬が明らかに適応する場合、投薬がもたらす心理学的意味や影響を予測すべきである。投薬は治療業務への影響だけでなく、クライエントの自己統制や責任帰属の感覚、情動を使える度合い、グループ内でのつながりにも影響を与えるからである (Rodenhauser, 1989; Porter, 1993; Gabbard, 1990)。薬物処方には投薬を受けるクライエント、グループの他のクライエント、グループ全体に影響を与える複数の意味がある。すなわち、クライエントのケアにセラピストが関与することに勇気づけられたり感謝したりということか

ら、投薬を恥じたり精神療法が不十分だったと失望して非難することにまでわたっている。グループサイコセラピストと個人療法家が相互に尊敬と評価を表すことが最も効果的なのと同じことが、薬物療法家とグループサイコセラピストにも当てはまる。一方の治療様式を独断的に過大評価し、もう一方を価値下げすることは、クライエントのストレスを生み、並行治療が本来生むはずの相乗効果を台無しにしてしまうのである。

12ステップグループ

12ステップグループ^{訳注33}が広い守備範囲を持ち、嗜癖に対する禁欲を促進することについては効果が認められている。そのため、12ステップグループに参加した、または現在参加しているクライエントが、リーダーのいる集団精神療法に入る見込みは高いと予測される（Ouimette et al, 1998; Lash et al., 2001; Khantzian, 2001）。この場合、もう1人のセラピストがいないので、2つの治療モデルの間の協働を促進するのは、グループサイコセラピストの責任になる。つまり、相補的方法で嗜癖の心理的、対人的文脈を扱うことによって、12ステップ治療の上に集団精神療法を積み重ねるのである。

12ステップグループと集団精神療法とは、2つの重要な問題によって区別される。1つ目に、12ステップグループではフィードバックや核心的対話が実質上欠けているのと対照的に、集団精神療法ではむしろそれらに高い価値が置かれている。2つ目に、グループ外接触に対する態度が、12ステップグループでは非常に異なる。すなわち、メンバー間のグループ外接触や、スポンサーとスポンシー^{訳注34}の関係は決定的に重要であるが、グループ外接触に関して硬いバウンダリーを設ける集団精神療法とは対照的である。

訳注33　アルコール依存症者の回復を目指すプログラム「アルコホリックス・アノニマス（AA）」にある行動指針の12ステップを、各種依存症などに適用するよう広げたもの。自助グループであるため、リーダー（セラピスト）が存在していない。

訳注34　スポンサーはステップを教える人。スポンシーはそれを教わる新しい人のこと。

第9章　並行治療

これらの違いを認識すれば、12ステップグループの環境から精神療法グループへの移行を準備しやすくなる。つまり、これら2つの形式の働き方が異なることについての反感、混乱、懸念の源となるものを予期することができるのである。禁酒を維持することは嗜癖を持つクライエントの治療における主要目的であり、グループリーダーはクライエント自身が再発への脆弱性があることを認めて、探求作業を受け止められるようにペースを調整しなければならないだろう。

　集団精神療法と12ステップグループは、異なる「回復のナラティブ」を用いているのだろう（Weegman, 2004）。精神保健治療と嗜癖治療の間の歴史的対立はゆっくりと変化し、今や両方が効果的で両立できるのだという認知と尊重が高まってきている。グループサイコセラピストが12ステッププログラムをよく理解し、これらのステップと文化が集団精神療法の対人的、力動的形式に統合されていくやり方を理解するならば、最も効果的な存在となるだろう。また、12ステップグループで使われる言語にグループサイコセラピストが馴染めるようになれば、この統合は促進されるだろう。集団精神療法は、12ステップの言う「関係を通した自己修復」、すなわち信頼を寄せる関係状況における自己内省、自己開示、個人のアカウンタビリティ（説明責任）の重要性を補完するものなのである（Matano & Yalom, 1991; Flores, 2004; Freimuth, 2000; Yalom & Leszcz, 2005）。

要　約

1. 集団精神療法は、多くの個人にとって独立した治療形態として効果的であるが、それはとりわけ問題が相互作用的、対人関係的用語で枠づけられるときである。
2. クライエントは、個人療法、薬物療法、あるいは12ステップグループといった他の治療形態と組み合わせて集団精神療法に入ることがある。
3. 異なるセラピストが個人療法と集団精神療法を行うコンジョイントセラピーでは、クライエントが認めたセラピスト同士の信頼感のある、開かれた関係が必要とされる。
4. コンバインドセラピーでは、同じセラピストが個人療法と集団精神療法を同じ人々のグループに対して行う。この方式を行うセラピストにとって大事なのは、治療形態を明瞭に区別し、個人のプライバシーと自律性を尊重して、扱うべき素材を自分のペースで話し出せるようにすることである。グループで素材を語れるように支援することも時には治療上有益だろう。
5. コンジョイントであろうとコンバインドであろうと、本質的なのは、両方の治療がそれぞれの枠組みの中で機能することである。つまり集団精神療法は対人関係様式で機能し、個人療法は精神内的、行動的事柄を扱うことで機能するのである。
6. 薬物療法と集団精神療法を組み合わせれば相乗効果を生む。
7. グループサイコセラピストが薬の処方医である場合、投薬それ自体に力動的、対人関係的側面があって、それを集団精神療法で扱うことになることを常に認識し、投薬に関連した専門的問題を扱うために、集団精神療法とは別の時間を持つことが有益である。セラピストが異なる場合、両方の治療の効果を最大にするように相互尊敬と専門的協働を育むことが不可欠である。
8. いずれの多元治療においても、相互性と協働が主要原理になっているときにこそ、セラピストとクライエントは最もやりがいを感じる。

第10章
集団精神療法の終結

- 終結期の意義

- 集団精神療法における終結の独特な側面

- 期間制限グループ

- 期間制限グループの終了

- オープンエンドのグループ

- 中　断

- 個人的満足を伴う治療終結

- オープンエンドグループのジレンマ

- 終了時の儀式

- セラピストの離脱

終結期の意義

　近年の科学的文献では、精神療法の終了や終結期に対して払うべき注意が歴史的に欠如していたという理解が進んでいる。治療終結に関連した顕著な問題を包括的に概観した最近の研究によると、集団精神療法で終結に際して取り扱わなければならない3つのキーポイントがある（Joyce et al., 2007）。

1．終了に際しては、治療で生じた個人の変化の総括と強化を行わなければならない。
2．グループをやめるクライエントが、セラピストやグループメンバーとの関係を解消するように導かなければならない。
3．クライエントが治療の場で得た手段を用いて、将来の生活で迫られるさまざまな要請に向き合えるように助けなければならない。

　集団精神療法の参加終了期は、通常治療の仕上げの時期である。治療グループではさまざまな関係を形成し確立することが肝要で、葛藤のワーキングスルーが必須であるが、終了期のさまざまな側面は個人が得たものを結晶化し、治療経験の内在化を促進するように働く。そのため終了期は普通に終わるというのではなく、意味ある作業のための時間として大切に使うことが最もよい。
　グループの終了過程は現在の症状や（または）以前の葛藤をグループ内で再現させる刺激になりうる。しかも、終了は過去の喪失や分離に関わる未解決の葛藤を刺激するかもしれない。終結はそれを扱うための新しい行動を試みたり、人生の課題や段階を完了するプラスの経験をしたりする機会であるため、クライエントに変化と成長の強化をもたらすのである。また終結は個々の患者がセラピスト（たち）やグループメンバーとの関係を再検討する機会でもあるため、現在の関係を再検討する過程でメンバーは新たな行動を練習し、自分の将来のための手段を発展させる機会を得るのである。

集団精神療法における終結の独特な側面

　　集団精神療法では、3つの視点から終了過程と終結を検討しなければならない。1つ目に、グループ自体の時間バウンダリーを検討しなければならない。グループはオープンエンドなのか、期間制限なのかということである。2つ目に、クライエントが自分の意思に沿って自分のやり方で関わり、去っていくよう決めなければならない。3つ目に、単独の、あるいはコセラピストと共に働くセラピストが、治療グループを去らなければならない状況がある。この「時間バウンダリー」「クライエントの行動」「セラピストの変更」のそれぞれの側面が、終了過程や終結の経験様式や治療作業様式において役割を果たすのである。

期間制限グループ

　　期間制限グループは4時間から8時間の1日あるいは半日のワークショップから、あらかじめ決められた週や月の回数に沿ったセッション数（6、8、12あるいはそれ以上）にわたる。そのようなグループはたいてい1つ以上の変数、例えば、年齢、性別、現在の問題、喪失の経験、生活環境を共にしている、といったものが同質的である。グループでは共通のテーマが現れ、その結果グループのやりとりの中で支持を提供したり、外的、内的な葛藤を直面化したり、グループ構成の理由となった事柄に関連した新しい行動の実験が促されたりする。メンバーは仲間意識を経験するようになり、メンバー間でコーピングスタイルの類似点や相違点を見いだし、リーダーや専門家に個人的問題の解決法を見つけ出せるよう援助してほしいというような期待を表すことが典型的である。

期間制限グループの終了

　　期間制限グループの終了に際しては4つの水準の焦点がある。

1つ目は、グループが自分たちのグループの発達や凝集性や集団同一性のはっきりした感覚に焦点を当てることである。養育的で支持的なグループの一部になれたあとに治療を去るのだから、多少なりとも支持的だった過去のさまざまなグループの記憶が刺激されるであろう。2つ目は、グループは支持的で（あるいは）葛藤的なメンバーとの個人関係に焦点を当てることである。リーダーは、それらのやりとりに焦点を当てる過程や、経験から学ぶ風土を定着させる過程を、積極的に進めていくのである。3つ目は、リーダーが自分とのやりとりを整理していくように、グループと個人に関わることである。この過程でグループメンバーは権威、すなわちリーダーや専門家に個人的問題の解決を求めるときの特徴的な期待の仕方を修正するのである。4つ目は、各自がそのグループに来ることになった症状、トラウマ、あるいは人生上の出来事を振り返るようにグループを導くことである。この過程で、メンバーは新たなコーピングスキルを洗練させ、マスターし、治療で得た教訓を将来どのように適用できるか考えるのである。またリーダーは、お互いの関係やリーダーとの関係に注目して取り組むように促す。この過程によって、メンバーはお互いについての葛藤や歪んだ知覚を解決するであろう。そして相互関係や共同的問題解決の利点を学び、さらには自分と似ている人、違っている人と作業する仕方を学ぶのである。終了過程に注目することで、クライエントが変化と終了に対処する自分のスタイルを理解できるようにする。その目標は、そのグループ終了の過程を将来の移行体験や人生の終わりにも適用できるようになることである。

　期間制限グループは、特定のテーマをもってグループ構成されることがよくあるため、機能不全行動のスクリーニングをあまり重視していない。そのため時間が経ってから、期間制限グループの終了過程になってようやく、メンバーに継続的な治療や（あるいは）行動評価が必要だとわかることがある。そのため、期間制限グループのリーダーは、その後の専門的介入を必要とするそういう人を、具体的なサービスへとリファーしなければならない。

第10章　集団精神療法の終結

オープンエンドのグループ

　　オープンエンドのグループは、連続的な治療グループのセッションが規則的に、たいてい毎週行われるものである。メンバーは全員毎週出席しなければならず、休む場合はあらかじめ連絡をしなければならない。新規メンバーは、治療過程に１年以上オープンエンドで参加していく準備として、試行的参加（trial commitment）をするように求められる。治療グループには、機能不全行動を扱うこと、そしてグループでのやりとりを通して個人の成長を探求すること、という目標がある。そのため、メンバーが個々人の目標を達成するまで治療に参加し続けなければならない。個人の治療目標はたいていセラピストと協力して決められるが、グループが進展してくればグループとも協力して決められるようになる。グループはオープンエンドであるが、もちろん個人はいずれグループを去っていくお別れの過程をたどらなければならない。やりとりの過程に注目する形式の集団精神療法では、これまでの人生上の関係形成を反映するような（グループ内での）関係が時間とともに発達してくる。凝集性の発達、衝突の出現と解決、希望と恐怖を分かち合うこと、あらゆる種類のやめ方が起こると予想される。グループをやめることは、時として機の熟さない中断だったり、葛藤の結果だったり、悲しかったりするものかもしれないし、楽しく、満足を与えるものかもしれない。いずれの場合でも、セラピストとその後も続くグループにさまざまな課題やチャンスを残していくものである。ある治療関係がなくなったことを他の人たちと一緒に悼むというのは、この種の集団精神療法が与える独特な機会であると言える。

中　断

　　中断はグループ発達のどの段階でも起こりうる。グループができ始めの頃の中断は凝集性形成の障害となり、グループメンバー

は治療への信頼をなくし、参加の意味を疑うようになるだろう。「逃げ出す」ことが伝染するかもしれない。セラピストの役割は、やめていくメンバーが、（もしも必要なら別の治療を見つけ）威厳を持って出られるようにすることである。その一方で、グループメンバーがその体験を消化し、やめていく過程に果たしたと思われる自分たちの役割に注目できるようにしなければならない。中断はしばしば、グループに分離個体化の問題を刺激する最初の機会となる。セラピストは、クライエントが説明を受けた上で自分の利益のために決断できるように援助しながら、治療グループの全体性を維持するように援助するという二重の責任を負っているのである。

　治療グループの中期、終期での中断や予期せぬ終結は、グループとメンバー個々人にさまざまな影響と意味を与えるだろう。このようなやめ方は、クライエントの個人的葛藤がグループの現在の過程と絡み合ってしまった結果の、ある種の行動化である可能性が高い。このような例ではやめることの多元的意味に気をつけるべきである。例えば、進歩を示し、グループ作業にもよく取り組んでいるメンバーがグループで新しいレベルの親密性や個人的接触といった課題と出会い、それでやめることを選ぶということがある。このような状況でのセラピストの役割は、そのメンバーを助けることであり、グループはできる限りその過程を検討し、その経験から学ばなければならない。予期せぬ終結についての否定的な情動と反応が、グループとリーダーの価値や有効性の感覚を壊そうとする。セラピストはグループでの否定的反応に注意し、やめていくメンバーが威厳を保てるように、また適切な場合はリファーするようにしなければならない。中断すなわち「機の熟さない（premature）」終結であっても、起こったことについての感情や知覚を処理し、人が去っていった過去の関係とこの経験とを比べるきっかけをグループメンバーに与えてくれるのである。

個人的満足を伴う治療終結

　理想的な治療の終わりは、クライエントの症状が軽減し、個人の関係が豊かになり、（または）仕事に満足することで人生が充実している、という個人的感覚に到達することである。この場合の治療終結には、別れを告げ、グループの関係から離れていく時間が含まれるだろう。セラピストは終結過程の構造を提供しなければならない。開始と終結には並行過程(パラレルプロセス)がある。開始期にはメンバーは長期間とどまるための初期の約束を果たさなければならないが、同様に終結期でも、グループがそのメンバーがやめることをワークスルーする最終期限を置かねばならない。終結の現実は、日にちを決めることで明確にできる。終結は、数週間後、数カ月後あるいはもっとあとに設けられるだろう。それはそのクライエント、グループ、そしてそのメンバーがグループにいた期間による。セラピストの役割はグループが開始と終結の過程から学ぶことができるような規範を設けることである。

　中断がしばしば否定的な感情や複雑な感情を刺激することがあるのと対照的に、予定されたやめ方は他のメンバーの発達的、対人的問題を刺激するだろう。予定された終結の場合、肯定的、否定的両方の同胞関係の再演が誘発されるであろう。グループメンバーは他のメンバーの成功を羨むかもしれない。そしてメンバーは自分たちの関係における相互依存に徐々に気づいていく。成功した治療の終わりでは、セラピストはもはや偶像として見られるのではなく、生の人間であると同時に力のあるセラピスト、専門家として体験されるだろう。終了過程では、生じてくる変化のさまざまな形態を取り扱わねばならない。やめていくメンバーは情動的、感情的経験の変化、考え方や人の見方の変化、あるいは行動上の変化を語るだろう。そのクライエントに、治療に来たときの問題を思い出させることは有益である。そしてこの作業はその治療グループのメンバーすべてに対しても行われる。なぜならば、1人のメンバーがやめることは、すべてのメンバーのそれぞれの

問題を刺激するだろうからである。セラピストはさらに、そのメンバーが現在と過去のグループメンバーと作った関係に関心を向けるのがよい。これによってそれらの関係、とりわけ治療グループに現在いる人たちとの関係の再検討が展開するからである。そして再びこの作業をメンバー全員で行うのである。この点に関しては次の点を思い出させることが有益である。すなわち、やめることはグループ全体から去っていくことであるために以前の別れの体験と反響するのだが、今度はその終わりをできるだけ十分な、完全なものにして、言わないままのこと、しないままのことをできるだけ少なくする機会が与えられている、ということである。

オープンエンドグループのジレンマ

機能不全の行動を扱い、人格成長を促進するために構成された治療は本質的には長期の冒険であることが多く、治療過程は数カ月後とか数年後とかに評価されることがしばしばである。この治療環境はグループに対する依存的な愛着を発展させることもあれば、個人の葛藤が働いて治療を終えることを考えるのを回避させることもある。このような場合、終結を扱うことを嫌がり、終結が人生とグループ参加にもたらすよい影響に向き合うことに気の進まない人たちを助ける責任がある。このジレンマの2つの側面に注意しなければならない。1つ目は、個人史、個人的葛藤、現在の生活状態、症状、治療グループでの現在の機能が、終結の問題を避ける個人にどのような役割を果たしているのか、という側面である。2つ目は、グループの風土や機能が分離や愛着の問題を扱うことを避ける個人にどのように寄与しているのか、という側面である。

終了時の儀式

期間制限グループの終わりや、継続中のグループからメンバー

が無事にやめていくときには、どのように別れを告げるべきかという疑問、懸念がメンバーを刺激する。そこで、リーダーは事前に決まった形式を押しつけるのではなく、終了過程についてのガイダンスと構造を提供するのが有益である。ただし終了に関連した治療の枠組み変更については慎重に検討し、探求しなければならない。なぜなら別れを告げることは複雑な過程であり、そこには認知的、感情的、対人関係的側面が含まれるからである。セラピストの主要な役割は、現在の終了に焦点を当て続け、この別れをメンバーの人生における過去の別れと比較し、そのメンバーがグループ経験から何を持っていきたいと期待しているのかを語れるように導くことによって、グループがその経験から学べるように援助することである。贈り物をすること、何かを食べること、ハグ、抱擁、握手などによって肯定的な関心を身体的に表現することは珍しいことではない。実際メンバーは、しばしば儀礼としての贈り物や食べ物を持ってくることについて尋ねてくる。リーダーは、一方では終了に伴う肯定的な感情や悲しみを表現することを正常なこととして捉えようとするが、同時にその過程についての理解を語ることで、継続して学び、終結から治療的収穫を得るように促すこととのバランスをとろうと試みなければならない。温かく気持ちのこもった別れは、過去の否定的で有害な離脱を中和し、将来の別れのモデルを与えてくれるのである。

セラピストの離脱

　セラピストが継続中のグループをやめるという状況は、さまざまに存在する。これらには、訓練期間の終了、施設や機関でのグループ、セラピストの引退、病気や死などが含まれる。
　コリーダーが学生の立場で年長のセラピストと一緒に行う訓練場面では、メンバーたちがそのコリーダーの身分や訓練生として

訳注35　異動・任期の終了などを指すと思われる。

の参加期間を知っていることが不可欠である。この情報によってメンバーは枠を与えられ、個人とグループがその訓練生をどう捉えていたかや、コリーダー間の関係について検討できるようになるのである。加えて、やめる時期が定められていればセラピストの終結を扱う機会をもたらす。グループサイコセラピストがやめることがセラピストによる選択ではなく、業務上、実際上の要因によって課されるような機関設定のグループでもこのことは同様に考慮すべきであろう。

　引退するセラピストやグループを閉じるセラピストには、クライエントの継続治療の必要性に注意を向ける責任がある。セラピストは、グループメンバーがこの先そのセラピストとどのように関わることを期待しているのかを詳細に検討する準備をすべきである。起こりうる問題としては、すべてではないが以下のようなことがあるだろう。

1．将来コンサルテーションが必要になった際にセラピストを利用できるかどうか
2．記録の処分
3．治療後の社交的ないし友情関係の問題
4．セラピストの将来の所在とクライエントからの連絡を受け入れるかどうか

　セラピストが、クライエントの現在の治療の必要性に合った紹介先を持っておくことは役に立つ。セラピストは治療を提供してくれる新しいセラピストを助けるために、適切な治療記録を保持しておくべきである。理想的には、クライエントが変化への反応を処理でき、現実的な治療の代替手段を見つける時間があると不足なく通知して、グループや実践からの引退を伝えたいものである。

　個人的な病気や非常事態によって継続中のグループから離れなければならないこともある。危機、病気、非常事態は文字通り予

測やコントロールができないものだが、セラピストが継続している治療の責任の保ち方について考え、計画を立てておくことが有益である。サポートスタッフあるいは他のスタッフが、セラピストと接触できないことについてクライエントとコンタクトをとったり、復帰の予想時期について情報を提供したりする必要が出てくる。予想以上の不在の場合は、同僚や機関にリファーするのが適切である。いかなる出来事であれ、このような状況はグループメンバーの中にさまざまな反応を促す。それは外傷的な喪失体験といったものから、悲しみ、悲嘆、セラピストが人間であることへの共感的な理解にまで及ぶのである。

要　約

1. 終了期、終結期は、それ自体が目標と過程を持った独自の段階として捉えるのが最も適切である。
2. 終了期は、個々のメンバーの振り返りと強化を含んだものである。
3. リーダーは、グループメンバーがお互い同士や、リーダーとの対立関係を解決できるようにするプロセスを促進するような風土を作らなければならない。
4. リーダーは、グループメンバーがストレスを予期できるように、またグループで発達させてきたコーピング技術を将来使えるように練習させなければならない。
5. 期間制限グループでは、リーダーは限られた時間の動きとグループ全体の解消という問題に特に注意を払わなければならない。
6. 中断、あるいは機の熟さない終結はグループの凝集性や信頼感の発達にとって破壊的である。リーダーは、グループが学習体験としてそのやめ方を処理し、将来そのグループに新たな人が入る過程で手助けするよう努めなければならない。
7. オープンエンドのグループから成功してやめていくメンバーが出ることは、グループの全員にとって治療的学習体験になる。
8. コリーダーがやめることにも、熟慮された治療的マネージメントが要求される。
9. グループの終了には、別れる過程を通してメンバーが学ぶことができるような儀式が行われることがよくある。
10. 病気、引退、実践形式の変更によってグループ実践をやめるセラピストは、メンバーが治療を継続できるように治療やコンサルテーションを確保する責任がある。

訳者あとがき

西村 馨

　2007年、私がニューヨークで在外研究を行っていたとき、AGPAのウェブサイト上で『AGPA Practice Guidelines for Group Psychotherapy』の刊行を知った。開いてみると、この『ガイドライン』はいわゆる技法書や教科書と異なる、AGPAの頭脳が団結して臨床理論と実証データを組み合わせた熱意ある実践知の体系であった。そこには集団精神療法を発展させようという気迫が感じられた。翌2008年2月にワシントンDCで開催されたAGPA年次大会では、この特別委員会の中心メンバーによって、このガイドラインに関するワークショップが開催された。私も惹かれて参加したが、そこで、蓄積された実証データとその分析を通した臨床手法についての詳細な議論に驚嘆させられた。そして私はこれを邦訳出版することを考え始めた。

　グループを用いた精神療法的接近はわが国でも少なからず行われ、集団精神療法も展開してきている。しかし、例えばグループの構成といった土台作りが曖昧なために、多大なエネルギーを注いだにもかかわらずグループがうまくいかなくなるというのをしばしば目にしていた。グループがあれば精神療法になるというわけではない（藤［2005］を参照されたい）。精神療法のためのグループは創り出されねばならない。だがそのためにどのように考え、具体的にどのようにすればよいのかについての体系的な知識に触れることは少ない。しかし、ご一読いただければわかるように、この『ガイドライン』にはその辺りのことが丁寧に記されているのである。

　興奮を覚えた私は、この知識をわが国の集団精神療法普及に役立てたい、と意気込んでレッセス博士（Dr. Leszcz）とコボス博士（Dr. Kobos）に話した。今思えば先走った行為だが、お二人は他の先生方ともども喜んでくださり、私は高揚して準備をし始めた。その一環で、レッセス博士が呼びかけた、この『ガイドライン』の妥当性の検討と発展のためのインターネット・デ

ィスカッションに参加した。そこにはいくつもの実践的問題が寄せられた。詳細は述べられないが、やはりグループが軌道に乗るまでのプロセス、すなわちグループの構成やグループの形成期の問題が多かった（訓練体制や制度が異なっていても、グループを運営するという点での臨床家の苦労に彼我の違いはない）。『ガイドライン』とつき合わせながら検討が行われ、改めてそこに記された原則の妥当性が確認されるとともに、具体的な対処法が議論された。このことが示すように、この『ガイドライン』はさまざまなグループ実践に役立つが、読むだけで「答え」が与えられるわけではない。田辺先生が冒頭で述べておられるように、まさに「読んで考えて応用していく」ものである。

　私はかつて日本集団精神療法学会の委託事業「集団精神療法効果研究センター」（リーダー：小谷英文先生）のスタッフとして集団精神療法の効果について多くの研究を概観した。その際の結論は、「対象や目的に対して適切に設計・運営された集団精神療法は、個人療法にまさるとも劣らない効果を低コストで発揮する」（西村他, 1995）というものだった。むろん、グループセラピストとしての感受性や対話力は重要である。だが、グループの成否は与えられた状況の中で、何を目的とした、どのようなグループを作ることに意味があるかを考えるところから始まっている。そして、個々のグループの特質を踏まえて、その段階に応じた適切な働きかけが求められる。そうしたグループ内外の心理社会的プロセスを見抜く目がグループセラピストの実力の重要な部分であるという考えが本書に一貫して流れている。この点は強調しておきたいし、私自身磨きたいと願っている。

　紆余曲折があって、出版実現には6年もかかってしまったが、そのプロセスで私は実に意義深いことを学んだ。当初、私は「個人」でこの作業を進めようと思っていた。しかしこの作業の背後には、AGPAと創元社と日本集団精神療法学会という3つの「グループ」があり、それぞれと深く関わる必要があることに気付いた（それまでは、多くの人を巻き込むことに気が引け、面倒をできるだけ避けようとしていた）。しかし、刊行をめぐってこれらの「グループ」が重なりつつ動くことで、豊かなプロセスが展開したのである。例えば、この『ガイドライン』が主対象とする患者の種類や保険制度が異なるわが国で邦訳出版する意義があるのか、私はひそか

に不安を感じていた。しかし、日本集団精神療法学会編集委員会、そして常任理事会はその意義を評価して、さらに明確にしてくださり、多くの方のご協力を得ることができた。また創元社は、利益 – リスク分析を踏まえつつ、出版可能な方法をAGPAとやりとりしながら見つけてくださった。もちろん、編集という作業を通して、読者の方々という4つめのグループにとって役立てやすい形に整えてくださった。このプロセスを通してお互いのことを学ぶことができたなどと言えば手前勝手だとお叱りを受けそうだが、少なくとも私にとっては成長の機会であった。ここでいちいちお名前を挙げないが、関与してくださった方々に深く感謝申し上げたい。

　このように読者の方々に「意義」を伝えられるようにさまざまな努力が行われたものの、訳文にはなお、こなれていないところがあろう。また、内容について疑問や不足、そして発展可能性を感じられるところもあろう。そのようなフィードバックを歓迎したい。それらをやりとりできる新たな「グループ」が、日本での集団精神療法の実践や研究を発展させていく力となると信じているからである。

文　献　・藤信子 (2005) 集団精神療法が成立するために．集団精神療法, *21*(1), 10-11.
　　　　・西村馨・西川昌宏・小谷英文・井上直子・杉山恵理子 (1995) 集団精神療法の実証的研究の成果．集団精神療法, *11*(2), 147-153.

文　献

Agazarian, Y. (1997). *Systems-centered therapy for groups*. New York: Guilford Press.

Agazarian, Y. (1999). Phases of development in the systems-centered psychotherapy group. *Small Group Research*, 30, 82-107.

American Counseling Association (ACA, 1997). *Code of ethics and standards of practice: As approved by governing council, April, 1997*. Alexandria, VA: American Counseling Association.

American Group Psychotherapy Association (AGPA, 2002). *Guidelines for ethics (revised)*. New York: American Group Psychotherapy Association Press.

American Psychological Association (APA, 1993). Record keeping guidelines. *American Psychologist*, 48, 984-986.

American Psychological Association (APA, 2002). *Ethical principles of psychologists and code of conduct*. Washington, DC: American Psychological Association Press.

American Psychological Association (APA, 2005). *Report of the 2005 Presidential Task Force on Evidence-Based Practice*. Washington, DC: American Psychological Association.

Anderson, C., John, O. P., Kelter, D., & Kring, A. M. (2001). Who attains social status? Effects of personality and physical attractiveness in social groups. *Journal of Personality and Social Psychology*, 8, 116-132.

Arnold, E. G., Farber, B. A., & Geller, J. D. (2004). Termination, post-termination, and internalization of therapy and the therapist: Internal representation and psychotherapy outcome. In D. Charman (Ed.), *Core processes in brief psychodynamic psychotherapy: Advancing effective practice* (pp. 289-308). Mahwah, NJ: Lawrence Erlbaum Associates.

Arrow, H., Poole, M. S., Henry, K. B., Wheelan, S., & Moreland, R. (2004). Time, change, and development: The temporal perspective on groups. *Small Group Research*, 35, 73-105.

Association for Specialists in Group Work (ASGW, 1998). Association for specialists in group Work Best Practice Guidelines. *Journal for Specialists in Group Work*, 23, 237-244.

Association for Specialists in Group Work (ASGW, 2000). Association for specialists in group Work: Professional standards for the training of group workers, 2000 revision. *Journal for Specialists in Group Work*, 25, 327-342.

Barnett, J. E. (1998). Should psychotherapists self-disclose? Clinical and ethical considerations. In L. VandeCreek, S. Knapp, & T. Jackson (Eds.), *Innovations in clinical practice* (pp. 419-

428). Sarasota, FL: Professional Resource Press.

Baron, R. M. & Kenny, D. A. (1986). The moderator-mediator variable distinction in social psychological research: conceptual, strategic, and statistical considerations. *Journal of Personality & Social Psychology*, 51, 1173-82.

Bauer, G. P. & Kobos, J. C. (1987). *Brief psychotherapy: Short-term psychodynamic intervention*. Northvale, NJ: Jason Aronson, Inc.

Beahrs, J. & Gutheil, T. (2001). Informed consent in psychotherapy. *American Journal of Psychiatry*, 158, 4-10.

Beatrice, J. (1982-83). Premature termination: A therapist leaving. *International Journal of Psychoanalytic Psychotherapy*, 9, 313-336.

Beauchamp, T. L. & Childress, J. F. (2001). *Principles of biomedical ethics*. New York: Oxford University Press.

Beck, A. (1974). Phases in the development of structure in therapy and encounter groups. In D. Wexler & L. N. Rice (Eds.), *Innovations in client-centered therapy* (pp. 421-463). New York: Wiley.

Beck, A. & Lewis, C. S. (2000). *The process of group psychotherapy: Systems for analyzing change*. Washington, DC: American Psychological Association Press.

Bellak, L. (1980). On some limitations of dyadic psychotherapy and the role of the group modalities. *International Journal of Group Psychotherapy*, 30, 7-21.

Bennis, W. G. & Shepard, H. A. (1956). A theory of group development. *Human Relations*, 9, 415-437.

Bernard, H. S. (1989). Guidelines to minimize premature terminations. *International Journal of Group Psychotherapy*, 39, 523-529.

Berne, E. (1966). *Principles of group treatment*. New York: Oxford University Press.

Bieling, P., McCabe, R. E., & Antony, M. (2006). *Cognitive behavioral therapy in groups*. New York: Guilford Press.

Bion, W. (1961). *Experiences in groups*. New York: Basic Books.

Blatt, S. J., Ford, R. Q., Berman, W. H., Jr., Cook, B., Cramer, P., & Robins, C. E. (1994). *Therapeutic change: An object relations perspective*. New York: Plenum Press.

Bloch, S. & Crouch, E. (1985). *Therapeutic factors in group psychotherapy*. New York: Oxford University Press.

Bogdanoff, M. & Elbaum, P. (1978). Role lock: Dealing with monopolizers, mistrusters, isolates, "helpful Hannahs," and other assorted characters in group psychotherapy. *International Journal of Group Psychotherapy*, 28, 247-262.

Bordin, E. (1979). The generalizability of the psychoanalytic concept of the working alliance. *Psychotherapy: Theory, Research and Practice*, 16, 252-260.

Bostic, J. Q., Shadid, L. G., & Blotcky, M. J. (1996). Our time is up: Forced terminations during psychotherapy training. *American Journal of Psychotherapy*, 50, 347-359.

Braaten, L. J. (1990). The different patterns of group climate critical incidents in high and low cohesion sessions of group psychotherapy. *International Journal of Group Psychotherapy*, 40, 477-93.

Brabender, V. (1997). Chaos and order in the psychotherapy group. In F. Masterpasqua & P. Perna (Eds.), *The psychological meaning of chaos* (pp. 225-253). Washington, DC: American Psychological Association Press.

Brabender, V. (2002). *Introduction to group therapy*. New York: Wiley.

Brabender, V. (2006). Ethical awareness development in the group psychotherapist. *Directions in Mental Health Counseling*, 16(4), 43-54.

Buchele, B. J. (2000). Group psychotherapy for survivors of sexual and physical abuse. In R. H. Klein & V. L. Scherman (Eds.), *Group psychotherapy for psychological trauma* (pp. 170-187). New York: Guilford Press.

Budman, S. H. & Gurman, A. S. (1988). *Theory and practice of brief psychotherapy*. New York: Guilford Press.

Budman, S. H., Soldz, S., Demby, A., Feldstein, M., Springer, T., & Davis, M. S. (1989). Cohesion, alliance and outcome in group psychotherapy. *Psychiatry*, 52, 339-350.

Budman, S. H., Demby, A., Soldz, S., & Merry, J. (1996). Time-limited group psychotherapy for patients with personality disorders: Outcomes and dropouts. *International Journal of Group Psychotherapy*. 46, 357-377.

Burlingame, G. M., Earnshaw, D., Hoag, M., Barlow, S. H., Richardson, E. J., Donnell, A. J., & Villani, J. (2002). A systematic program to enhance clinician group skills in an inpatient psychiatric hospital. *International Journal of Group Psychotherapy*, 52, 555-587.

Burlingame, G. M., Fuhriman, A., & Johnson, J. E. (2002). Cohesion in group psychotherapy. In J. C. Norcross (Ed), *psychotherapy relationships that work: Therapist contributions and responsiveness to patients* (pp. 71-88). New York: Oxford University Press.

Burlingame, G. M., Fuhriman, A., & Johnson, J. (2004) . Process and outcome in group counseling and group psychotherapy. In J. L. DeLucia-Waack, D. A. Gerrity, C. R. Kalodner, & M. T. Riva (Eds.), *Handbook of group counseling and psychotherapy* (pp. 49-61). Thousand Oaks, CA: Sage.

Burlingame, G. M., MacKenzie, D., & Strauss, B. (2004). Small group treatment: Evidence for effectiveness and mechanisms of change. In M. J. Lambert (Ed.), *Bergin and Garfield's handbook of psychotherapy and behavioral change* (5th ed.) (pp. 647-696). New York: Wiley & Sons.

Burlingame, G. M., Strauss, B., Joyce, A., MacNair-Semands, R., MacKenzie, R., Ogrodniczuk,

J., & Taylor, S. (2005). *American Group Psychotherapy Association's CORE Battery—Revised.* New York, NY: American Group Psychotherapy Association

Burlingame, G. M, Strauss, B., Joyce, A., MacNair-Semands, R., MacKenzie, K., Ogrodniczuk, J., & Taylor, S. (2006). *Core Battery-Revised.* New Tork, NY: American Group Psychotherapy Association.

Burlingame, G. M., Wells, M. G., Lambert, M. J., & Cox, J. C. (2004). The Youth Outcome Questionnaire. In M. Maruish (Ed.), *The use of psychological tests for treatment planning and outcome assessment* (3rd ed.) (Vol. 2) (pp. 235-274). Mahwah, NJ: Lawrence Erlbaum Associates, Inc.

Castonguay, L. G., Goldfried, M. R., & Hayes, A. M. (1996). The study of change in psychotherapy: a reexamination of the process-outcome correlation paradigm. *Journal of Consulting and Clinical Psychology, 64,* 909-14.

Castonguay, L. G. & Hill, C. E. (Eds.) (2006). *Insight into psychotherapy.* Washington, DC: American Psychological Association.

Caudill, O. B. (2000, October/November). Twelve pitfalls for psychotherapists. *Family Therapy News,* American Association of Marriage and Family Therapy.

Charman, D. P. & Graham, A. C. (2004). Ending therapy: Processes and outcomes. In D. P. Charman (Ed.), *Core processes in brief psychodynamic psychotherapy: Advancing effective practice* (pp. 275-288). Mahwah, New Jersey: Lawrence Erlbaum Associates, Inc.

Chen, E. & Mallinckrodt, B. (2002). Attachment, group attraction, and self-other agreement in interpersonal circumplex problems and perceptions of group members. *Group Dynamics: Therapy, Research and Practice 6,* 311-324.

Cohn, B. R. (2005). Creating the group envelope. In L. Motherwell & J. Shay (Eds.), *Complex dilemmas in group therapy: Pathways to resolution* (pp. 3-12). New York: Brunner-Routledge.

Colijn, S., Hoencamp, E., Snijders, H. J. A., van der Spek, M. W. A., & Duivennoorden, H. J. (1991). A comparison of curative factors in different types of group psychotherapy. *International Journal of Group Psychotherapy,* 41, 365-378.

Corey, G., Williams, G. T., & Moline, M. E. (1995). Ethical and legal issues in group counseling. *Ethics and Behavior,* 5, 161-183.

Corey, M. S. & Corey, G. (1997). *Groups: Process and practice* (5th ed.). Pacific Grove, CA: Brooks/Cole.

Costa, P. T. & McCrae, R. R. (1992). *Revised NEO – Personality Inventory (NEO PI-R) and NEO First-Factor Inventory (NEO-FFI), Professional Manual.* Odessa, FL: Psychological Assessment Resources.

Counselman, E. (2005). Containing and using powerful therapist reactions. In L. Motherwell & J. Shay (Eds.), *Complex dilemmas in group therapy: Pathways to resolution* (pp. 155-165). New

York: Brunner-Routledge.

Cox, J., Burlingame, G., Davies, R., Gleave, R. & Barlow, S. (February, 2004). The group selection questionnaire: Further refinements in group member selection. Paper presented at a meeting of the American Group Psychology Association.

Cox, P. D., Ilfeld, F., Ilfeld, B. S., & Brennan, C. (2000). Group therapy program development: Clinician-administrator collaboration in new practice settings. *International Journal of Group Psychotherapy*, 50(1), 3-24.

Davies, D. R., Burlingame, G. M., Johnson, J. E., Gleave, R. L., & Barlow S. H. (2008). The effects of a feedback intervention on group process and outcome. *Group Dynamics: Theory, Research, and Practice*, 12(2), 141-154.

Davies, D. R., Burlingame, G. M., & Layne, C. M. (2006). Integrating small group process principles into trauma-focused group psychotherapy: What should a group trauma therapist know? In L. A. Schein, H. I. Spitz, G. Burlingame, & P. R. Muskin (Eds.), *Psychological effects of catastrophic disasters: Group approaches to treatment*. New York: Haworth.

Dewald, P. A. (1982). The clinical importance of the termination phase. *Psychoanalytic Inquiry*, 2, 441-461.

Diener, E. (1977) Deindividuation: Causes and consequences. *Social Behavior and Personality*, 5, 143-155.

Dion, K. L. (2000) Group cohesion: From "field of forces" to multidimensional construct. *Group Dynamics: Theory, Research, and Practice*, 4, 7-26.

Doverspike, W. F. (1999). *Ethical risk management: Guidelines for practice*. Sarasota, FL: Professional Resource Press.

Ettin, M. (1992). *Foundations and applications of group psychotherapy: A sphere of influence*. Needham Heights, MA: Allyn & Bacon.

Feldman, L. B. & Feldman S. L. (2005). Integrating therapeutic modalities. In J. C. Norcross & M. R. Goldfried (Eds.), *Handbook of psychotherapy integration* (2nd ed.) (pp. 362-381). New York: Oxford University Press.

Fieldsteel, N. D. (1996). The process of termination in long-term psychoanalytic group therapy. *International Journal of Group Psychotherapy*, 46, 25-39.

Firestein, S. K. (1994). On thinking the unthinkable: Making a professional will. *The American Psychoanalyst*, 27, 16.

Fisher, C. (2003). *Decoding the ethics code: A practical guide for psychologists*. Thousand Oaks, CA: Sage Publications.

Flores P. (2004). *Addiction as an attachment disorder*. Lonham, MA: Jason Aronson.

Forester-Miller, H. & Rubenstein, R. L. (1992). Group counseling: Ethics and professional issues. In D. Capuzzi & D. R. Gross (Eds.), *Introduction to group counseling* (pp. 307-323). Denver,

CO: Love.

Forsyth, D. R. (2006). *Group dynamics* (4th ed.). Pacific Grove, CA: Brooks/Cole.

Freimuth M.(2000). Integrating group psychotherapy and 12-sept work: A collaborative approach. *International Journal of Group Psychotherapy*, 50, 297-314.

Freud, S. (1964). Analysis terminable and interminable. *Complete psychological works of Sigmund Freud*, Standard Edition, Vol. 23, 216-253. London: Hogarth Press (originally published 1937).

Freud, S. (1959). *Group psychology and the analysis of the ego*. London: W. W. Norton & Company (originally published 1922).

Friedman, W. H. (1976). Referring patients for group psychotherapy: Some guidelines. *Hospital and Community Psychiatry*, 27, 121-123.

Friedman, W. H. (1989). *Practical group therapy*. San Francisco: Jossey-Bass.

Fuehrer, A. & Keys, C. (1988). Group development in self-help groups for college students. *Small Group Research*, 19, 325-341.

Fuhriman, A. & Barlow, S. H. (1983). Cohesion: Relationship in group therapy. In M. J. Lambert (Ed.), *Psychotherapy and patient relationships*. Homewood, IL: Dorsey Press.

Fuhriman, A. & Burlingame, G. M. (2001). Group psychotherapy training and effectiveness. *International Journal of Group Psychotherapy*, 51, 399-416.

Gabbard G. (1990). *Psychodynamic psychiatry in clinical practice*. Washington, D.C.: American Psychiatric Press.

Gans J. (1990). Broaching and exploring the question of combined group and individual therapy. *International Journal of Group Psychotherapy*, 40, 123-137.

Gans, J. S. & Alonso, A. (1998). Difficult patients: their construction in group therapy. *International Journal of Group Psychotherapy*, 48, 311-326.

Ganzarain, R. (1989). *Object relations group psychotherapy*. Madison, CT: International Universities Press.

Garcia-Lawson, K. A., Lane, R. C., & Koetting, M. G. (2000). Sudden death of the therapist: The effects on the patient. *Journal of Contemporary Psychotherapy*, 30, 85-103.

Garland, J., Jones, H., & Kolodny, R. (1973). A model for stages of development in social work groups. In S. Bernstein (Ed.), *Explorations in group work: Essays in theory and practice* (pp. 17-71). Boston, MA: Milford House.

Gibbard, G. S., Hartman, J., & Mann, R. D. (1974) The individual and the group. In G. S. Gibbard, J. Hartman, & R. D. Mann (Eds.), *Analysis of groups* (pp. 177-196). San Francisco: Jossey-Bass.

Greene, L. R. (1983). On fusion and individuation processes in small groups. *International Journal of Group Psychotherapy*, 33, 3-19.

Greene, L. R. (1999). Representations of the group-as-a-whole: Personality, situational and dynamic determinants. *Psychoanalytic Psychology*, 16, 403–425.

Greene, L. R. (2000) Process analysis of group interaction in therapeutic groups. In A. Beck & C. Lewis (Eds.),, *The process of group psychotherapy: Systems for analyzing change* (pp. 23-47). Washington, D.C.: American Psychological Association.

Groves, J. E. & Newman, A. E. (1992). Terminating psychotherapy: Calling it quits. In J. S. Rutan (Ed.), *Psychotherapy for the 1990s* (pp. 339-358). New York: Guilford Press.

Grunebaum, H. & Kates, W. (1977). Whom to refer for group psychotherapy. *American Journal of Psychiatry*, 134, 130–33.

Gutheil, T. G. (1980). Paranoia and progress notes: A guide to forensically informed psychiatric record keeping. *Hospital and Community Psychiatry*, 13, 479-482.

Gutheil, T. G. & Gabbard, G. O. (1998). Misuses and misunderstandings of boundary theory in clinical and regulatory settings. *American Journal of Psychiatry*, 155, 409-414.

Haas, L. J. & Malouf, J. L. (2002). *Keeping up the good work: A practitioner's guide to mental health ethics* (3rd ed.). Sarasota, FL: Professional Resources Press.

Hannan, C., Lambert, M., Harmon, C, Nielsen, S. L., Smart, D. W., Shimokawa, K., & Sutton, S. (2005). A lab test and algorithms for identifying clients at risk for treatment failure. *Journal of Clinical Psychology*, 61, 1-9.

Hansen, N. D. & Goldberg, S. G. (1999). Navigating the nuances: A matrix of considerations for ethical-legal dilemmas. *Professional Psychology: Research and Practice*, 20, 495-503.

Hartley, D. E. & Strupp, H. H. (1983). The therapeutic alliance: Its relationship to outcome in brief psychotherapy. In J. M. Masling (Ed.), *Empirical studies in analytic theories* (Vol. 1) (pp. 1-37). Hillside, NJ: Erlbaum.

Hartman, J. & Gibbard, G. S. (1974). Anxiety, boundary evolution and social change. In G. S. Gibbard, J. Hartman, & R. D. Mann (Eds.), *Analysis of groups* (pp. 154-176). San Francisco: Jossey-Bass.

Herlihy, B. & Watson, Z. E. (2003). Ethical issues and multicultural competence in counseling. In F. D. Harper & J. McFadden (Eds.), *Culture and counseling: New approaches* (pp. 363-378). Needham Heights, MA: Allyn & Bacon.

Hinshelwood, R. D. (1987). *What happens in groups*. London: Free Association.

Hoffman, L., Gleave, R., Burlingame, G., & Jackson, A. (2009). Exploring interactions of improvers and deteriorates in the group therapy process: A qualitative study. *International Journal of Group Psychotherapy*, 59(2), 179-197.

Holmes, L. (2002). Women in groups and women's groups. *International Journal of Group Psychotherapy*, 52, 171-188.

Holmes, S. E. & Kivlighan D. M. (2000). Comparison of therapeutic factors in group and individual treatment process. *Journal of Counseling Psychology*, 47, 478-484.

Hopper, E.(2003). *Traumatic experience in the unconscious life of groups: The fourth basic assumption*. London: Jessica Kingsley.

Horowitz, L. M. & Vitkis, J. (1986). The interpersonal basis of psychiatric symptomatology. *Clinical Psychology Review*, 6, 443-469.

Horvath, A. O. (2000). The therapeutic relationship: From transference to alliance. *Journal of Clinical Psychology*, 56, 163-173.

Horvath, A. O. & Symonds, B. D. (1991). Relation between working alliance and outcome in psychotherapy: A meta-analysis. *Journal of Counseling Psychology*, 38, 138-149.

Horwitz, L. (1977) A Group-centered approach to psychotherapy. *International Journal of Group Psychotherapy*, 27, 423-439

Horwitz, L. (1983) Projective identification in dyads and groups. *International Journal of Group Psychotherapy*, 33, 259-279.

Janis, I. L., Deutsch, M., Krauss, R. M., Moorhead, G., Ference, R., & Neck, C. P. (1994). Groups and individual behavior. In W. Lesko (Ed.), *Readings in social psychology: General, classic, and contemporary selections* (2nd ed.) (pp. 328-354). Needham Heights, MA: Allyn & Bacon.

Johnson, J. E., Burlingame, G. M., Olsen, J A., Davies, D. R., & Gleave, R. L. (2005). Group climate, cohesion, alliance, and empathy in group psychotherapy: Multilevel structural equation models. *Journal of Counseling Psychology*, 52, 310-321.

Johnson, J. E., Pulsipher, D., Ferrin, S. L., Burlingame, G. M., Davies, D. R., & Gleave, R. (2006). Measuring group processes: A comparison of the GCQ and CCI. *Group Dynamics: Theory, Research, and Practice*, 10, 136-145.

Jordan, A. & Meara, N. (1990). Ethics and the professional practice of psychologists: The role of virtues and principles. *Professional Psychology: Research and Practice*, 21, 107-114.

Joyce, A. S., Duncan, S. C., Duncan, A., Kipnes, D., & Piper, W. E. (1996). Limiting time-unlimited group psychotherapy. *International Journal of Group Psychotherapy*, 46, 61-79.

Joyce, A. S., McCallum, M., Piper, W. E., & Ogrodniczuk, J. S. (2000). Role behavior expectancies and alliance change in short-term individual psychotherapy. *Journal of Psychotherapy Practice & Research*, 9, 213-225.

Joyce, A. S., Piper, W. E., & Ogrodniczuk, J. S. (2007). Therapeutic alliance and cohesion variables as predictors of outcome in short-term group psychotherapy. *International Journal of Group Psychotherapy*, 57(3), 269-296.

Joyce, A. S., Piper, W. E., Ogrodniczuk, J. S., & Klein, R. H. (2007). *Termination in psychotherapy: A psychodynamic model of processes and outcomes*. Washington, D. C.: American psychological Association Press

Kazdin, A. E. (2005). Evidence-based assessment for children and adolescents: Issues in measurement development and clinical application. *Journal of Clinical Child and Adolescent Psychology*, 34, 548-558.

Kernberg, O. F. (1980). Symposium on object relations theory and love: Love, the couple, and the group: A psychoanalytic frame. *Psychoanalytic Quarterly*, 49, 78-108.

Kernberg, O. F. (1998). *Ideology, conflict, and leadership in groups and organizations*. New Haven, CT: Yale University Press.

Khantzian E. (2001). Reflection on group treatments as corrective experiences in addictive vulnerability. *International Journal of Group Psychotherapy*, 50, 297-314.

Kiesler D. J. (1996). *Contemporary interpersonal theory and research*. New York: John Wiley & Sons.

Kivlighan D. M. & Kivlighan, M. C. (2004). Counselor intentions in individual and group treatment. *Journal of Counseling Psychology*, 51, 347-353.

Kivlighan, D. M., Jr., McGovern, T. V., & Corrazini, J. G. (1984). Effects of content and timing of structuring interventions on group therapy process and outcome. *Journal of Counseling Psychology*, 31, 363-370.

Klein, A. (1972). *Effective groupwork*. New York: Association Press.

Klein, R. H. (1983). Some problems of patient referral for outpatient group therapy. *International Journal of Group Therapy*, 33(2), 229-241.

Klein, R. H. (1996). Introduction to the Special Section on termination and group therapy. *International Journal of Group Psychotherapy*, 46, 1-4.

Klein, R. H. & Schermer, V. L. (2000). Introduction and overview: Creating a healing matrix. In R. H. Klein & V. L. Schermer (Eds.), *Group psychotherapy for psychological trauma* (pp. 3-46). New York: Guilford Press.

Knauss, L. K. (2006). Ethical issues in record keeping in group psychotherapy. *International Journal of Group Psychotherapy*, 56, 415-430.

Kottler, J. A. (1994). Working with difficult group members. *Journal for Specialists in Group Work*, 19, 3-10.

Kramer, S. A. (1990). *Positive endings in psychotherapy: Bringing meaningful closure to therapeutic relationships*. San Francisco: Jossey-Bass.

Kupers, T. A. (1988). *Ending therapy: The meaning of termination*. New York: New York University Press.

Lambert, M. J., Harmon, C., Slade, K, Whipple, J., & Hawkins, E. (2005). Providing feedback to psychotherapists on their patients' progress: Clinical results and practice suggestions. *Journal of Clinical Psychology*, 61(2), 165-174.

Lambert, M. J. & Ogles, B. M. (2004). The efficacy and effectiveness of psychotherapy. In M. J. Lambert (Ed.), *Bergin and Garfield's Handbook of psychotherapy and behaviour change* (5th ed.). New York: Wiley.

Laroche, M. J. & Maxie, A. (2003). Ten considerations for addressing cultural difference in psychotherapy. *Professional Psychology: Research and Practice*, 33, 180-186.

Lash, S., Petersen, G., O'Connor, E., & Lahmann, L. (2001). Social reinforcement of substance abuse after care group therapy attendants. *Journal of Substance Abuse Treatment*, 20, 3-8.

LeBon, G. (1910). *The crowd: A study of the popular mind*. London: George Allen & Unwin.

Leszcz, M. (1998). Guidelines for the practice of group psychotherapy. In P. Cameron, J. Ennis, & J. Deadman (Eds.), *Standards and guidelines for the psychotherapies* (pp. 199-227). Toronto: University of Toronto Press.

Leszcz, M. (2004). Reflections on the abuse of power, control, and status in group therapy and group therapy training. *International Journal of Group Psychotherapy*, 54, 389-400.

Lewin, K. (1947). Frontiers in group dynamics: Concept, method and reality in social science, social equilibria and social change. *Human Relations*, 1, 5-41.

Lieberman, M. A., Miles, M. B., & Yalom, I. D. (1973). *Encounter groups: First facts*. New York: Basic Books.

Lipsius, S. (1991). Combined individual and group psychotherapy: Guidelines at the interface. *International Journal of Group Psychotherapy*, 41, 313-327.

Litvak, J. J. (1991). School based group psychotherapy with adolescents: Establishing an effective group program. *Journal of Child and Adolescent Group Therapy*, 1(3), 167-176.

Lonergan, E. C. (2000). Discussion of "Group therapy program development." *International Journal of Group Psychotherapy*, 50(1), 43-45.

Luborsky, L. (1976). Helping alliances in psychotherapy. In J. L. Claghorn (Ed.), *Successful Psychotherapy* (pp. 92-116). New York: Brunner/Mazel.

MacKenzie, K. (1997). *Time-managed group psychotherapy: Effective clinical applications*. Washington, DC: American Psychiatric Association.

MacKenzie, K. R. (1983). The clinical application of a group climate measure. In R. Dies & K. R. Mackenzie (Eds.), *Advances in group psychotherapy: Integrating research and practice*. New York: International Universities Press.

MacKenzie, K. R. (1987). Therapeutic factors in group psychotherapy: A contemporary view. *Group*, 11, 26-34.

MacKenzie, K. R. (1994). Group development. In A. Fuhriman & G. Burlingame (Eds.), *Handbook of Group Psychotherapy* (pp. 223-268). New York: Wiley.

MacKenzie, K. R. (1996). Time-limited group psychotherapy. *International Journal of Group Psychotherapy*, 46, 41-60.

MacKenzie, K. R. (1997). Clinical application of group development ideas. *Group Dynamics: Theory, Research, and Practice*, 1, 275-287.

MacKenzie, K. R. (1997). Termination. In K. R. MacKenzie, *Time-managed group psychotherapy:*

Effective clinical applications (pp. 231-250). Washington, D.C.: American Psychiatric Press.

MacKenzie, K. R. (2001). Group psychotherapy. In W. J. Livesley (Ed.), *Handbook of personality disorders* (pp. 497-526). New York: Guilford Press.

MacKenzie, K. R. & Grabovac, A. D. (2001). Interpersonal psychotherapy group (IPT-G) for depression. *Journal of Psychotherapy Practice and Research*, 10, 46-51.

MacKenzie, K. R. & Tschuschke, V. (1993). Relatedness, Group Work, and Outcome in Long-Term Inpatient Psychotherapy Groups. *Journal of Psychotherapy Practice and Research*, 2, 147-56.

MacNair-Semands, R. R. (2005a, August). Evidence-based group treatment: The best of selection, process, and outcome (Chair). Symposium conducted for the 113th Annual Convention of the American Psychological Association, Washington, D. C.

MacNair-Semands, R. R. (2005b). Ethics in group psychotherapy. New York: American Group Psychotherapy Association.

Mann, R., Gibbard, G., & Hartman, J. (1967). *Interpersonal styles and group development*. New York: Wiley.

Maples, M. F. (1988). Group development: Extending Tuckman's theory. *Journal for Specialists in Group Work*, 13, 17-23.

Martin, D., Garske, J., & Davis, M. (2000). Relation of the therapeutic alliance with outcome and other variables: A meta-analytic review. *Journal of Consulting and Clinical Psychology*, 68, 438-50.

Matano, R. & Yalom, I. (1991). Approaches to chemical dependency: Chemical dependency and interactive group therapy: A synthesis. *International Journal of Group Psychotherapy*, 41, 269-293.

McCallum, M. & Piper, W. (1990). A controlled study of effectiveness and patient suitability for short-term group psychotherapy. *International Journal of Group Psychotherapy*, 40, 431-448.

McCallum, M., Piper, W. E., & Joyce, A. S. (1995). *Manual for time-limited, short-term, supportive group therapy for patients experiencing pathological bereavement*. Unpublished manuscript.

McCallum, M., Piper, W. E., & Kelly, J. O. (1997). Predictive patient benefit from a group-oriented evening treatment program. *International Journal of Group Psychotherapy*, 47, 291-314.

McCallum, M., Piper, W. E., Ogrodniczuk, J., & Joyce, A. (2003) Relationships among psychological mindedness, alexithymia and outcome in four forms of short-term psychotherapy, *Psychology and Psychotherapy: Theory, Research and Practice* 76(2003): 133-144.

McCullough, J. P. (2002). *Treatment for chronic depression: Cognitive behavioral analysis system of psychotherapy (CBASP)*. New York: Guilford Press.

McGee, T. F. (1974). Therapist termination in group psychotherapy. *International Journal of Group*

Psychotherapy, 24, 3-12.

McRoberts C., Burlingame G., & Hoag M. (1998). Comparative efficacy of individual and group psychotherapy: A meta-analytic perspective. *Group Dynamics: Theory, Research and Practice*, 2, 101-117.

Moreno, J. K. (2007). Scapegoating in group psychotherapy. *International Journal of Group Psychotherapy*, 57(1), 93-104.

Morrison, J., Frederico, M., & Rosenthal, H. (1975). Contracting confidentiality in group psychotherapy. *Forensic Psychology*, 7, 4-5.

Nevonen, N. & Broberg, A. G. (2006). A comparison of sequenced individual and group psychotherapy for patients with bulimia nervosa. *International Journal of Eating Disorders*, 39, 117-127.

Newton, P. M. & Levinson, D. J. (1973). The work group within the organization: A sociopsychological approach. *Psychiatry*, 36, 115-42.

Nitsun, M. (1996). *The anti-group: Destructive forces in the group and their creative potential.* London: Routledge.

Norcross, J. & Goldfried, M. (2001). *Handbook of psychotherapy integration.* New York: Oxford University Press.

Oandasan, I., D'Amour, D., Zwarenstein, M., Barker, K., Purden, M., Beaulieu, M., Reeves, S., Nasmith, L., Bosco, C., Ginsburg, L., & Tregunno, D. (2004). *Interdisciplinary education for collaborative, patient-centered practice: Research & findings report.* Ottawa, Ontario: Health Canada.

Ogrodniczuk J. S., Piper, W. E., & Joyce, A. (2004). Differences in men's and women's responses to short-term group psychotherapy. *Psychotherapy Research*, 14, 231-43.

Ogrodniczuk, J. S., Piper, W. E., Joyce, A., McCallum, M., & Rosie, J. S. (2003). NEO-Five Factor personality traits as predictors of response to two forms of group psychotherapy. *International Journal of Group Psychotherapy,* 53, 417-443.

Ormont, L. (1981). Principles and practice of conjoint psychoanalytic treatment. *American Journal of Psychiatry*, 32, 267-282.

Ormont, L. (1990). The craft of bridging. *International Journal of Group Psychotherapy*, 40, 3-17.

Ouimette P., Moos, R., & Finney, J. (1998). Influence of outpatient treatment and 12-step group involvement on one year substance abuse treatment outcomes. *Journal of Studies on Alcohol*, 59, 513-522.

Paykel, E. (1995). Psychotherapy, medication combinations, and compliance. *Journal of Clinical Psychiatry*, 49, 238-248.

Pepper, R. (2007). Too Close for Comfort: The impact of dual relationships on group therapy and group therapy training. *International Journal of Group Psychotherapy*, 53(1), 13-23.

Piper, W. E. (1994). Client variables. In A. Fuhriman & G. M. Burlingame (Eds.), *Handbook of group psychotherapy* (pp. 83-113). New York: Wiley.

Piper, W. E., Joyce, A., Rosie, J. S., & Azim, H. (1994). Psychological mindedness, work and outcome in day treatment. *International Journal of Group Psychotherapy*, 44, 291-311.

Piper, W. E., Joyce, A., McCallum, M., Azim, H., & Ogrodniczuk, J. (2001). *Interpersonal and supportive psychotherapies: Matching therapy and patient personality*. Washington, DC: American Psychological Association..

Piper, W. E. & McCallum, M. (2000). The Psychodynamic work and object rating system. In A. Beck & C. Lewis (Eds.), *The process of group psychotherapy: Systems for analyzing change* (pp. 263-281). Washington, D.C.: American Psychological Association.

Piper, W. E., McCallum, M., & Azim, H. F. A. (1992). *Adaptation to loss through short-term group psychotherapy*. New York: Guilford Press.

Piper, W. E., McCallum, M., & Joyce, A. S. (1995). *Manual for time-limited, short-term, interpretive, group therapy for patients experiencing pathological bereavement*. Unpublished manuscript.

Piper, W. E. & Ogrodniczuk, J. (2001). Pre-group training. In V. Tschuschke (Ed.), *Praxis der Gruppenpsychotherapie* (pp. 74-78). Frankfurt: Thieme.

Piper, W. E. & Ogrodniczuk, J. S. (2004). Brief group therapy. In J. Delucia-Waack, D. A. Gerrity, C. R. Kolodner, & M. T. Riva (Eds.), *Handbook of group counseling and psychotherapy* (pp. 641-650). Beverly Hills, CA: Sage Publications.

Piper, W. E., Ogrodniczuk, J. S., Joyce, A. S., Weideman, R., & Rosie, J. S. (2007). Group composition and group therapy for complicated grief. *Journal of Consulting and Clinical Psychology*, 75(1), 116-125.

Piper, W. E., Ogrodniczuk, J. S., McCallum, M., Joyce, A., Rosie, J. S. (2003). Expression of affect as a mediator of the relationship between quality of object relations and group therapy outcome for patients with complicated grief. *Journal of Consulting and Clinical Psychology*, 71, 664-671.

Piper, W. E. & Perrault, E. L. (1989). Pretherapy preparation for group members, *International Journal of Group Psychotherapy*, 39, 17-34.

Polansky, N., Lippitt, R., & Redl, F. (1950). An investigation of behavioral contagion in groups. *Human Relations*, 3, 319-348.

Porter, K. (1993). Combined individual and group psychotherapies. In A. Alonso & H. Swiller (Eds.), *Group Therapy in Clinical Practice* (pp.309-341). Washington, D.C.: American Psychiatric Association Press.

Powdermaker, F. & Frank, J. (1953). *Group psychotherapy: Studies in methodology of research and therapy*. Cambridge MA: Harvard University Press.

Price, J. R., Hescheles, D. R., & Price, A. R. (Eds.) (1999). *A guide to starting psychotherapy groups.* San Diego: Academic Press.

Price, J. R. & Price, A. R. (1999). Record keeping. In J. R. Price, D. R. Hescheles, & A. A. R. Price (Eds.), *A guide to starting psychotherapy groups* (pp. 43-46). San Diego: Academic Press.

Quintana, S. M. (1993). Toward an expanded and updated conceptualization of termination: Implications for short-term, individual psychotherapy. *Professional Psychology: Research and Practice*, 24, 426-432.

Quintana, S. M., Kilmartin, C., Yesenosky, J., & Macias, D. (1991). Factors affecting referral decisions in a university counseling center. *Professional Psychology: Research and Practice*, 22(1), 90-97.

Rabinowitz, F. E. (2001). "Group therapy for men", In: G. R. Brooks & G. E. Good (Eds.), *The new handbook of psychotherapy and counseling with men: A comprehensive guide to settings, problems, and treatment approaches*, (Vol. 2) (pp. 603-621). San Francisco: Jossey-Bass.

Rachman, A. W. (1990). Judicious self-disclosure in group analysis. *Group*, 14(3), 132-144.

Rioch, M. (1970). The work of Wilfred Bion on groups. *Psychiatry*, 33, 56-66.

Roback, H. (2000). Adverse outcomes in group psychotherapy: Risk factors, prevention, and rescarch directions. *Journal of Psychotherapy Practice and Research*, 9(3), 113-122.

Rodenhauser, P. & Stone, W. (1993). Combining psychopharmacotherapy and group psychotherapy: Problems and advantages. *International Journal of Group Psychotherapy*, 43, 11-28.

Rodenhauser, P. (1989). Group psychotherapy and psychopharmacotherapy: Psychodynamic considerations. *International Journal of Group Psychotherapy*, 39, 445-456.

Roller, B. (1997). The promise of group therapy: How to build a vigorous training and organizational base for group therapy in managed behavioral healthcare. San Francisco: Jossey-Bass.

Rosser, S., Erskine, A., & Crino, R. (2004). Pre-existing antidepressants and the outcome of group cognitive behaviour therapy for social phobia. *Australian and New Zealand Journal of Psychiatry*, 38, 233-239.

Rutan, J. S. & Alonso, A. (1982). Group therapy, individual therapy, or both? *International Journal of Group Psychotherapy*, 32, 267-282.

Rutan, J. S. & Alonso, A. (1999). Reprise: Some guidelines for group therapists. In J. R. Price, D. R. Hescheles, & A. R. Price (Eds.), *A guide to starting psychotherapy groups* (pp. 71-79). San Diego: Academic Press.

Rutan, J. S. & Stone, W. N. (2001). *Psychodynamic group psychotherapy.* (3rd ed.). New York: Guilford Press.

Rutan, S. (2005) Treating the difficult patient in groups. In L. Motherwell & J. Shays (Eds.).

Complex dilemmas in group therapy: Pathways to resolution (pp. 41-49). New York: Brunner-Routledge.

Safran, J. D. & Muran, J. C. (2000). *Negotiating the therapeutic alliance: A relational treatment Guide*. New York: Guilford Press.

Salvendy, J. T. & Joffe, R. (1991). Antidepressants in group psychotherapy. *International Journal of Group Psychotherapy*, 4, 465-480.

Salvendy, J. T. (1993). Selection and preparation of patients and organization of the group. In H. I. Kaplan & B. J. Sadock (Eds.), *Comprehensive group psychotherapy* (3rd ed.)(pp. 72-84). Baltimore: Williams & Wilkins.

Sapolsky, R. M. (2004) Why zebras don't get ulcers. (3rd ed.). New York: Henry Holt & Co.

Scheidlinger, S. (1974) On the concept of the "mother-group." *International Journal of Group Psychotherapy*, 24, 417-428.

Schiller, L. (1995). Stages of development in women's groups: A relational model. In R. Kurland & R. Salmon (Eds.), *Group work practice in a troubled society* (pp. 117-138). New York: Haworth Press.

Schlosser, B. (1993). A group therapy needs assessment survey. In L. VandeCreek, S. Knapp, & T. L. Jackson (Eds.), *Innovations in clinical practice: A source book* (Vol. 12) (pp. 383-385). Sarasota, FL: Professional Resource Press/Professional Resource Exchange, Inc.

Segal Z. V., Kennedy, S. H., Cohen, N. L., & CANMAT Depression Work Group. (2001). Clinical guidelines for the treatment of depressive disorders v. combining psychotherapy and pharmacotherapy. *The Canadian Journal of Psychiatry*, 46(Suppl.1), 59-62.

Seligman, M. E. P. (1995). The effectiveness of psychotherapy: The Consumer Reports Study. *American Psychologist*, 50, 965-974.

Shapiro, E. L. & Ginzberg, R. (2002). Parting gifts: Termination rituals in group therapy. *International Journal of Group Psychotherapy*, 52, 319-36.

Shapiro, E. L. & Ginzberg, R. (2006). Buried treasure: money, ethics and countertransference in group therapy. *International Journal of Group Psychotherapy*, 56, 477-494.

Shields, W. (2000). Hope and the inclination to be troublesome: Winnicott and the treatment of character disorder in group therapy. *International Journal of Group Psychotherapy*. 50 , 87-103.

Slater, P. (1966). *Microcosm: Structural, psychological and religious evolution in groups*. New York: John Wiley & Sons.

Slavson, S. R. (1962). The practice of group therapy. New York: International Universities Press.

Slovenko, R. (1998). *Psychotherapy and confidentiality: Testimonial privileged communication, breach of confidentiality, and reporting duties*. Springfield, IL: Charles C. Thomas.

Smokowski, P. R., Rose, S. D., & Bacallao, M. L. (2001). Damaging experiences in therapeutic groups: How vulnerable consumers become group casualties. *Small Group Research*, 32, 223-

251.
Sotsky, S. M., Glass, D. R., Shea, M. T., Pilkonis, P. A., Collins, J. F., Elkin, I., J.T. Imber, S. D., Lebr, W. R., & Moyer, J. (1991). Patient predictors of response to psychotherapy and pharmacotherapy: Findings in the NIMH treatment of depression collaborative research program. *American Journal of Psychiatry*, 148(8), 997-1008.

Spitz, H. I. (1996). *Group psychotherapy and managed mental health care: A clinical guide for providers*. New York, NY: Brunner/Mazel.

Springmann, R. R. (1976). Fragmentation as a defense in large groups. *Contemporary Psychoanalysis*, 12, 203-213.

Steiner, A. (2002). Preparing your clients and yourself for the unexpected: Therapist illness, retirement, and death. Retrieved October 20, 2003, from http://psychotherapistresources.com/current/cgi/framemaker.cgi?mainframe=articles&subframe=absence

Stiles, W. B., Tupler, I. A., & Carpenter, J. C. (1982). Participants' perceptions of self-analytic group sessions. *Small Group Behavior*, 13, 237-254.

Stone, W., Rodenhauser, P., & Markert, R. (1991). Combining group psychotherapy and pharmacotherapy: A survey. *International Journal of Group Psychotherapy*, 41, 449-464.

Stone, W. N. & Rutan, J. S. (1984). Duration of treatment in group psychotherapy. *International Journal of Group Psychotherapy*, 34, 93-109.

Tschuschke, V. & Dies, R. R. (1994). Intensive analysis of therapeutic factors and outcome in long-term inpatient group. *International Journal of Group Psychotherapy*, 44, 185-208.

Tuckman, B. W. (1965). Development sequence in small groups. *Psychological Bulletin*, 63, 384-399.

Turquet, P. (1974) Leadership: The individual and the group. In G. S. Gibbard, J. Hartman, & R. D. Mann (Eds.), *Analysis of groups* (pp. 349-371). San Francisco: Jossey-Bass.

Ulman, K. (2002). The ghost in the group room: Countertransferential pressures associated with conjoint individual and group psychotherapy. *International Journal of Group Psychotherapy*, 52, 387-407.

Verdi, A. F. & Wheelan, S. A. (1992). Developmental patterns in same-sex and mixed-sex groups. *Small Group Research*, 23, 356-378.

Wampold, B. (2001). *The great psychotherapy debate: Models, methods, and findings*. New Jersey: Lawrence Erlbaum Associates.

Ward, D. E. & Litchy, M. (2004). The effective use of processing in groups. In J. L. DeLucia-Waack, D. A. Gerrity, C. R. Kalodner, & M. T. Riva (Eds.), *Handbook of group counseling and psychotherapy* (pp. 104-119). Thousand Oaks, CA: Sage.

Weber, R. (2005). Unraveling projective identification and enactment. In L. Motherwell & J. Shay (Eds.), *Complex dilemmas in group therapy: Pathways to resolution* (pp. 75-86). New York:

Brunner-Routledge.

Weber, R. L. (2006). *Principles of group psychotherapy*. New York: American Group Psychotherapy Association.

Weegman, M. (2004). Alcoholics anonymous: A group-analytic view of fellowship organizations. *Group Analysis, 37,* 243-258.

Wheelan, S. A. & Hochberger, J. M. (1996). Validation studies of the group development questionnaire. *Small Group Research, 27,* 143-170.

Wheelan, S. A., Davidson, B., & Tilin, F. (2003). Group development across time: Reality or illusion? *Small Group Research, 34,* 223-245.

Wongpakaran, T., Esrock, R., Leszcz, M., & Lancee, W. (2006). *Patient-centered tracking in group psychotherapy.* Presented at the Annual Meeting of the Canadian Group Psychotherapy Association, Winnipeg, Manitoba, Oct 14, 2006.

Worchel, S. & Coutant, D. (2001). It takes two to tango - relating group identity to individual identity within the framework of group development. In M. A. Hogg & S. Tindale (Eds.), *Blackwell handbook of social psychology: Group processes* (pp. 461-481). Oxford: Blackwell Publishing.

Worchel, S. (1994). You can go home again: Returning group research to the group context with an eye on developmental issues. *Small Group Research, 25,* 205-223.

Yalom, I. (1966). A study of group therapy dropouts. *Archives of General Psychiatry, 14,* 393-414.

Yalom, I. & Leszcz, M. (2005). *The theory and practice of group psychotherapy* (5th ed.). New York: Basic Books.

索 引

あ行

愛他主義	37, 38
安全感	68, 69, 71
怒り	49, 50, 73, 91
異質グループ	49, 54
依存	66, 71, 72, 79, 110, 119, 120
依存的治療関係	48
依存と包摂（inclusion）	69, 74
一体性（oneness）	79
今ここで	52, 59, 86, 89, 90
意味帰属（meaning-attribution）	83, 84, 86
	87, 92
陰性要因	42, 43
インフォームドコンセント	57, 59, 63, 93, 99
	103, 107
運営機能（executive function）	83-85, 87, 92
英雄	80
NEO→パーソナリティの5因子目録を見よ．	
オープンエンドグループ	67, 113, 120
オープングループ	67
汚染（contagion）	79
思いやり（caring）	39, 83-85, 87, 92

か行

外向性	51
塊状化（massification）	79
開放性	51, 61, 69, 70, 72
外来グループ	46
過剰な防衛	50
カタルシス	37, 38
活動期（performing）	65, 70-72, 74
関係の絆	43
感情表現	46, 73, 85
否定的――	72

管理者	31-33
期間制限	29, 70, 115
期間制限グループ	67, 113, 115, 116, 120, 124
機序	5, 35, 36, 42-44, 76, 78, 106
擬人化	37
絆や治療作業を妨害する陰性の要因	42
基底的想定グループ	66
技能習得（skill building）	50, 51
――技法	46
希望	38, 81, 95, 117
――をもたらすこと	37
逆転移	28, 81, 82, 98, 107
客観的――	81
主観的――	81
共感尺度	43
共構成	81
凝集性	35, 37-41, 43, 53, 57, 58, 61, 62, 66, 70
	72, 78, 79, 82, 116, 117, 124
共謀的行為化	81
共有転移	81
極端な怒りと敵意	50
苦悩の水準の高さ	51
クライエント選定	45, 46, 50
クライエントの行動	115
グループ逸脱	96
グループ逸脱者	96
グループ課題	53, 54, 61, 70, 77
グループ規範	40, 52, 71, 83, 88
グループ凝集性	72, 74, 79
グループ経過	73
グループ契約	77
グループ構成	40, 46, 52, 53, 67, 115, 116
グループ構造	29
――の利用	40, 41, 44
グループコーディネーター	32, 33

グループ思考 (groupthink) 79
グループ守秘性同意書 99, 103
グループ全体 36, 39, 40, 41, 42, 43, 52, 56, 70
　　　　　　 75, 76, 77, 78, 79, 80, 81, 86, 89, 91, 109
　　　　　　 120, 124
　　――の力動 21
グループ選定質問紙
　 (The Group Selection Questionnaire) 51
グループ対人風土 42
グループダイナミクス 36
グループ内　 39-41, 44, 76, 80, 82, 103, 109
　　　　　　 114, 117, 126
グループの目標 47, 58
グループ発達　 4, 5, 16, 39, 59, 65-67, 69, 70
　　　　　　 74, 117
グループ発達の段階 21, 68
グループ風土質問紙 43
グループプロセス　 4, 5, 16, 41, 42, 52, 75-79
　　　　　　 82, 102
グループリーダー　 21, 41, 44, 57, 58, 69, 78, 82
　　　　　　 84, 88, 94-96, 101, 111
クローズドグループ 67
形成期 (forming) 65, 69, 71, 74, 126
言語的相互作用 40, 41, 44
現実検討 38
権力と統制 69
CORE バッテリー改訂版 (CORE Battery-R)
　　　　　　 19, 22, 23, 42, 44, 97, 102, 103
CORE バッテリーの過程測定用具 43
行動化 58, 77, 80, 118
行動優位 (action-oriented) 47
コーディネーター 24, 31, 32
国際集団精神療法誌 (International Journal of
　 Group Psychotherapy) 23, 24
個人内 38, 39, 41, 44
個人力動 21
個人的目標 47
個人メンバーの自我の強さ 21
個体化 (individuation) 79
5段階連続モデル 69
コリーダー 121, 122, 124
コンサルテーション 81, 82, 98, 99, 122, 124

コンジョイントセラピー (conjoint therapy)
　　　　　　 106-108, 112
コンテイナー 71, 76, 82
コンテイン 78, 79, 81, 82
困難患者 (difficult patient) 80
コンバインド 107, 112
コンバインドセラピー (combined therapy)
　　　　　　 106, 108, 112

さ行

作業関係 43
作業関係／治療同盟 42
作業期 (work) 70
作業同盟目録 43
作業プロセス 77, 78
査定　 20, 35, 42, 47, 48, 50, 52, 54, 60
作動 66
サブグループ　 36, 59, 71, 72, 73, 75, 76, 80
　　　　　　 89, 97
サポートグループ 67
作用機序 35, 36, 38
　治療的―― 36, 37
自我親和的 47
自我の強さ 52, 54
自記式の測定用具 50, 51
試行セッション 48
自己開示　 39, 41, 48, 59, 61, 69, 71, 90-92, 97
　　　　　　 100, 103, 108, 111
自己覚知 47, 81-83, 87
自己ケア 81, 82
自己内省 49, 98, 111
　――的 48
自己理解 37
システム志向アプローチ 97
事前準備 41, 55-63
実証的エビデンス 44, 57, 61
実存的要因 37
社会資源 31
社会システム 75, 76, 81, 82
社会の抑制 50
終結　 4, 59, 70, 73, 108, 113-115, 118 122, 124
　――期 74, 113, 114, 119, 124

索引

集合化（aggregation） 79
集合的な投影プロセス 81
集団凝集性 41
集団精神療法質問紙
　（The Group Therapy Questionnaire） 50
集団精神療法の諸原則
　（The Principles of Group Psychotherapy） 23
集団精神療法の倫理
　（Ethics in Group Psychotherapy） 23, 93
集団精神療法モデル 21
集団同一性 116
12ステップグループ 105, 106, 110-112
終了過程 114-116, 119, 121
終了期 114, 124
守秘性 59, 77, 93, 98, 99, 103, 108
準備期 29
準備段階 58
紹介クライエント 27, 28, 32
　治療目的外の──（nonlegitimate referrals）
　　28
　適切な──（legitimate referrals）
　　27, 28, 30, 33
　不適切な──（illegitimate referrals） 28
情動的刺激（emotional stimulation） 83, 84, 86, 87
情動的風土の確立と維持 40
衝突（conflict） 68-72, 74, 117
情報の伝達 37, 59
初期家族経験のやり直し 37
初期構造 41
人格変化 7, 46, 96
神経症性尺度 51
慎重さ 50
親密（intimacy） 70
親密性 71, 118
信頼感 37, 68, 71, 72, 74, 112, 124
信頼と構造 70
心理学的心性（psychologically minded） 48, 49, 51, 53, 54
心理教育 46, 77
心理的問題のメディカリゼーション傾向 50
遂行期（performing） 65, 70-72, 74

スーパービジョン 5, 6, 98, 100
スケープゴート 80, 97
ストレスへの脆弱性 51
スポークスパーソン 80
成功するグループ 30
誠実性 51
精神内界 106
セラピストとメンバー同士の関係と絆の質 47
接近−回避的行動 71
セラピストとの凝集性尺度 43
セラピストの基本的機能 87
セラピストの変更 115
前親和期（preaffiliation） 65, 69, 71
全体グループの要因 21
相互作用 21, 52, 68, 71, 81, 88, 106
　──的 46, 60, 112
相互的投影同一化 81
ソーシャルスキル 46, 51
　──の発達 37
測定用具 19, 42, 43, 44, 45, 50, 51, 52, 54, 102

た行

対象喪失 73
対人学習 38, 49, 52, 72, 74, 78, 88
　──アウトプット 37
　──インプット 37
対人関係 38, 39, 44, 47-49, 51, 52, 106, 112, 121
　──学習 46,
　──的環境 42
　──的グループ 52, 67
　──目録 52
対人的問題 22, 48, 52, 54, 119
対人フィードバック 59, 78, 88, 89
対人力動 21
代理学習 38, 41, 60
脱個体化（deindividuation） 79
探求的精神療法 51
探求的な対人関係志向型のグループ 51
断片化（fragmentation） 79
中断 43, 45, 49, 63, 113, 117-119, 124
直面化 69, 72, 74, 79, 80, 97, 115
治療課題 47, 108

治療(作業)同盟の三つの構成要素	56	発達段階	41, 66, 67-69
治療すべき疾患	21	発達モデル	66, 67, 69
治療的成果	58, 82	パラメーター	67, 84
治療同盟	45, 47, 55, 57, 58, 63, 78, 82, 86, 91	反依存と逃避	69
治療における関係や絆の質	47	反グループ(anti-group)	77, 79
治療プロトコル	38	反社会的な人	49
治療目的	46, 76, 107	否定的反応	50, 118
治療目標	47, 71, 117	否認	50, 73
治療要因	35-40, 44, 78	フィードバック	20, 22, 37, 39, 41, 70, 72, 85
——目録	43		86, 89, 91, 110, 127
つがい	66	普遍性	37, 38
——基底的想定	79	プログラムコーディネーター	31
突っつき(prodding)	86	プログレスノート	98
抵抗	28, 29, 68, 76, 77, 82, 107, 108	分化期(differentiation)	65, 70, 72
グループ——	21	分離期(separarion)	65, 70, 73
個人——	21	分離個体化	118
投影プロセス	79, 80, 82	分割	80, 107
動機	37, 49, 49, 54, 72, 76, 94	ペア形成	80
動機づけ	48	並行処方	50, 59
洞察	7, 37, 38, 46, 49, 67, 72, 86-88, 92	別離期(adjourning)	65, 70, 73
同質グループ	49, 54, 108	ホールディング	79
闘争-逃避	66, 79		
逃避	73	**ま行**	
透明性	83, 90		
動乱期(storming)	65, 68, 69, 71, 74	マネージドケア	8, 26, 27, 31, 32, 59
ドロップアウト	27, 28, 39, 45, 49, 50, 61, 97	——契約	26
	103	メンバー選定	19, 46, 53, 96, 97, 103
		目標に関するクライエントとセラピストの合意	
な・は行			56
		モデリング	52, 86
認知的技能	109	模倣行動	37
パーソナリティの5因子目録(NEO-FFI)	51		
パーソナリティ目録	51	**や行**	
バウンダリー	82, 84, 85, 87, 92, 93, 99, 100, 110		
——管理	84	薬物乱用	50
——交差	100	役割	4, 7, 22, 29, 40-42, 57, 58, 61, 71, 72, 74-76
——侵犯	100		80, 81, 84, 87, 90, 92, 100, 115, 118-121
空間——	77	——の柔軟性	38
グループ——	76	融合(fusion)	79
時間——	77, 115	陽性の関係の絆(positive relational bond)	42
作業役割——	77	陽性の作業関係	
治療——	77	(positive working relationship)	42
橋渡し(bridging)	86, 108	4段階モデル	70
		——契約段階	70

──終結段階	70
──対人作業段階	70
──分化段階	70

ら・わ行

リーダーシップ機能	72
リーダーの権威	69, 71
臨床チーム	31
倫理的コンピテンス	93, 94, 103
レジリエンス	109
ワーキングスルー	37, 107, 108, 114
ワークスルー	73, 78, 82, 119
枠組み	5, 29, 79, 94, 112, 121
治療的──	77, 80

関係者紹介

[著　者]　アメリカ集団精神療法学会（The American Group Psychotherapy Association）
　　　　　科学 – 実践特別委員会

[監訳者]　日本集団精神療法学会

[訳　者]　**西村　馨**（にしむら　かおる）
国際基督教大学教養学部教授。臨床心理士、公認心理師。
一般社団法人日本集団精神療法学会理事、編集委員会委員長、国際集団精神療法・集団過程学会（IAGP）Forum編集委員長、グループサイコセラピスト・認定スーパーバイザー。
著書に『集団精神療法の基礎用語』（共編、金剛出版）『集団精神療法の実践実例30』（共編、創元社）他

藤　信子（ふじ　のぶこ）
公認心理師／臨床心理士。
グループサイコセラピスト・認定スーパーバイザー。
著書に『Rehab-精神科リハビリテーション行動評価尺度』（共訳、三輪書店）『対人援助の心理学』（分担執筆、朝倉書店）『集団精神療法の実践実例30』（共編、創元社）他

　　　　　　　　＊　　　　　＊　　　　　＊

相田信男（あいだ　のぶお）……「日本語版における序」
日本集団精神療法学会元理事長。特定医療法人群馬会副理事長・群馬病院名誉院長。

田辺　等（たなべ　ひとし）………「本書を利用するにあたって」
一般社団法人日本集団精神療法学会理事長。医療法人北仁会旭山病院、医療法人社団花水木札幌こころの診療所。

AGPA
集団精神療法実践ガイドライン

2014年4月10日　第1版第1刷発行
2023年6月20日　第1版第8刷発行

著　者……………アメリカ集団精神療法学会
監訳者……………日本集団精神療法学会
訳　者……………西村　馨・藤　信子
発行者……………矢　部　敬　一
発行所……………株式会社　創　元　社
　　　　　　　https://www.sogensha.co.jp/
　　　　　　　本社　〒541-0047　大阪市中央区淡路町4-3-6
　　　　　　　　　　Tel.06-6231-9010　Fax.06-6233-3111
　　　　　　　東京支店　〒101-0051　東京都千代田区神田神保町1-2 田辺ビル
　　　　　　　　　　Tel.03-6811-0662
印刷所……………株式会社フジプラス

©2014 Printed in Japan　ISBN978-4-422-11328-9

装丁　濱崎実幸

本書を無断で複写・複製することを禁じます。
乱丁・落丁本はお取り替えいたします。
定価はカバーに表示してあります。

JCOPY〈出版者著作権管理機構 委託出版物〉
本書の無断複製は著作権法上での例外を除き禁じられています。
複製される場合は、そのつど事前に、出版者著作権管理機構
（電話03-5244-5088、FAX 03-5244-5089、e-mail: info@jcopy.or.jp)
の許諾を得てください。

本書の感想をお寄せください
投稿フォームはこちらから ▶▶▶

集団精神療法の実践事例30
グループ臨床の多様な展開

日本集団精神療法学会編集委員会……監修
藤 信子、西村 馨、樋掛忠彦………編著

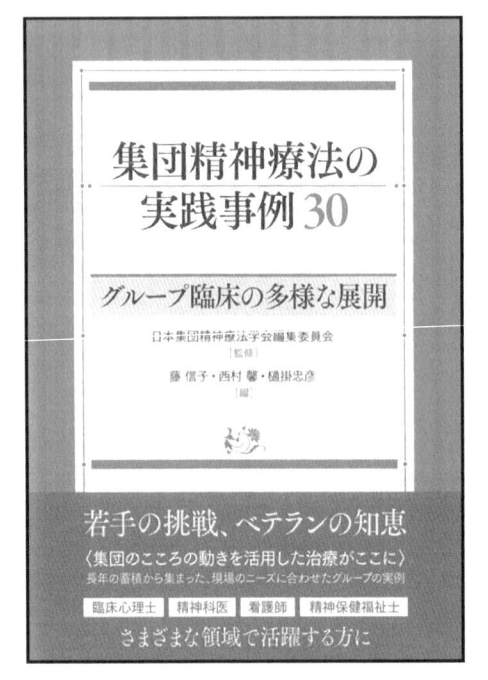

A5判、並製、336頁、定価2800円＋税
ISBN978-4-422-11662-4

研修・福祉・教育・医療領域での集団精神療法の実践事例を30取り上げ、多様な展開の中から、今後のグループの未来を探ろうとする。初心者にとっては最良のガイドブック。